Angelika Overstolz

Iscador
Mistelpräparate aus der anthroposophisch erweiterten Krebsbehandlung

Iscador

Mistelpräparate aus der anthroposophisch erweiterten Krebsbehandlung

Herausgegeben von
Dr. med. Angelika Overstolz

unter Mitarbeit
der Forschungsgruppe des Instituts Hiscia
und der Lukas Klinik in Arlesheim

Zweite, überarbeitete und erweiterte Auflage

Verlag für GanzheitsMedizin

Bibliografische Information der Deutschen Bibliothek

Die Deutsche Bibliothek verzeichnet diese Publikation in der Deutschen Nationalbibliografie; detaillierte bibliografische Daten sind im Internet über http://dnb.ddb.de abrufbar.

1. Auflage 2000
2. Auflage 2005

Wie jede Wissenschaft ist die Medizin ständigen Entwicklungen unterworfen. Forschung und klinische Erfahrung erweitern die Erkenntnisse, insbesondere was Behandlung und medikamentöse Therapie anbelangt. Autor und Verlag haben alle Angaben in diesem Buch nach bestem Wissen und Gewissen publiziert. Sie weisen ausdrücklich darauf hin, dass grundsätzlich die den Arzneimitteln beiliegenden Packungsbeilagen zu beachten sind, insbesondere Dosierungen oder Applikationsformen betreffend. Sämtliche Ansprüche an Autor und/oder Verlag auf Ersatz jeglichen unmittelbaren oder mittelbaren Schadens, der aus diesem Buch erwachsen könnte, sind ausgeschlossen.

Geschützte Warennamen (Warenzeichen) werden nicht besonders kenntlich gemacht. Aus dem Fehlen eines solchen Hinweises kann also nicht geschlossen werden, dass es sich um einen freien Warennamen handelt.

ISBN 3-905436-04-3

Fotos: Verein für Krebsforschung, CH-Arlesheim
Seite 8,15: Verlag am Goetheanum, CH-Dornach.
Seite 30 rechts: Pentapharm, CH-Aesch

Gestaltung, Satz, Layout: Verlag für GanzheitsMedizin, Basel.

Gedruckt auf Naturpapier, fein holzhaltig, hergestellt aus 100% chlorfrei gebleichten Rohstoffen, säurefrei.

Vorwort zur zweiten, überarbeiteten und erweiterten Auflage

In den vergangenen Jahren ist das Bedürfnis des Patienten nach einer erweiterten Behandlung der Krebskrankheit unter Einbeziehen von komplementären Therapien gewachsen. Dabei steht die Misteltherapie und insbesondere das Präparat Iscador® an prominenter Stelle.

In der konventionellen Onkologie hat sich die Anerkennung der anthroposophischen Misteltherapie zwar noch nicht genügend durchgesetzt, doch ist an vielen Orten, auch an Universitätskliniken, eine Öffnung festzustellen, und besonders Iscador wird als Zusatztherapie ergänzend zur konventionellen Behandlung erfolgreich eingesetzt.

Auch der seelischen Bewältigung der Krankheit wird in der Schulmedizin mehr Bedeutung zugemessen. Die Psychoonkologie ist hier zu einer anerkannten Fachrichtung geworden.

Die empirisch gewonnene Erkenntnis, dass die aktive Mitarbeit des Patienten sich positiv auf den Krankheitsverlauf und auf die Lebensqualität auswirkt (sogenannte Selbstregulation), konnte durch eine grossangelegte Studie von Grossarth-Maticek bestätigt und in Einzelheiten im Hinblick auf den Einsatz von Iscador aufgeschlüsselt werden.

In der anthroposophisch erweiterten Krebsbehandlung, die seit über 80 Jahren Mistelpräparate erfolgreich verwendet, bedeutet die Anregung der Selbstheilungskräfte des Menschen die Grundlage jedes therapeutischen Prozesses. Dabei leistet das Mistelpräparat Iscador durch seine Fähigkeit zur Immunstimulation, aber auch durch seine zelltoxische Wirkung eine entscheidende Hilfe im Kontext der konventionellen Therapien. Darüber hinaus erleichtert Iscador zusammen mit den medikamentösen anthroposophischen Begleittherapien sowie der Heileurythmie und den verschiedenen künstlerischen Therapien in erheblichem Masse die Bewältigung von Nebenwirkungen der schulmedizinischen Behandlungen.

Diese Schrift möchte dem Patienten und jedem interessierten Menschen den Zugang zur anthroposophisch erweiterten Krebsbehandlung ermöglichen und dabei die Besonderheiten der Mistel als Pflanze und ihre aufwändige Verarbeitung zu einem anthroposophischen Heilmittel nahe bringen. Praktische Hinweise zum Therapiekonzept und zur Anwendung von Iscador sowie Ausblicke in die aktuelle Iscador-Forschung vervollständigen die Informationen.

Dr. med. Angelika Overstolz

Arlesheim, im November 2005

Inhalt

1 Anthroposophisch erweiterte Krebsbehandlung

Was ist anthroposophische Medizin?

Die anthroposophische Medizin wurde Anfang des 20. Jahrhunderts von dem Naturwissenschaftler und Geistesforscher **Rudolf Steiner** (1861–1925) begründet und in enger Zusammenarbeit mit der Ärztin **Ita Wegman** (1876–1943) ausgestaltet. In ihrem gemeinsamen Werk ***«Grundlegendes für eine Erweiterung der Heilkunst nach geisteswissenschaftlichen Erkenntnissen»*** sind die wissenschaftlichen Grundlagen dieser den ganzen Menschen umfassenden Medizin dargestellt.

Die anthroposophische Medizin stützt sich gleichermassen auf naturwissenschaftliche Methoden und Ergebnisse wie auf die geisteswissenschaftlichen Erkenntnisse Rudolf Steiners. Damit ergänzt und erweitert sie die Schulmedizin, denn sie berücksichtigt den Menschen in Gesundheit und Krankheit in seiner Gesamtheit nach Leib, Seele und individueller Persönlichkeit. Sie ist keine «Alternative» zur Schulmedizin, sondern fügt ihr die Aspekte der Geisteswissenschaft hinzu, ergänzt sie und wird daher auch als «Komplementärmedizin» bezeichnet.

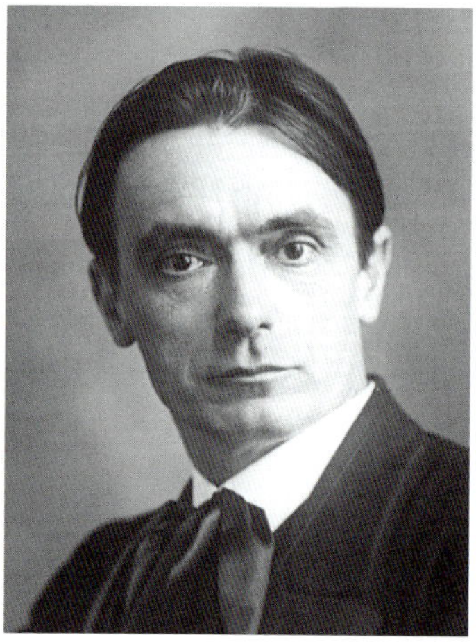

Rudolf Steiner (1861–1925)

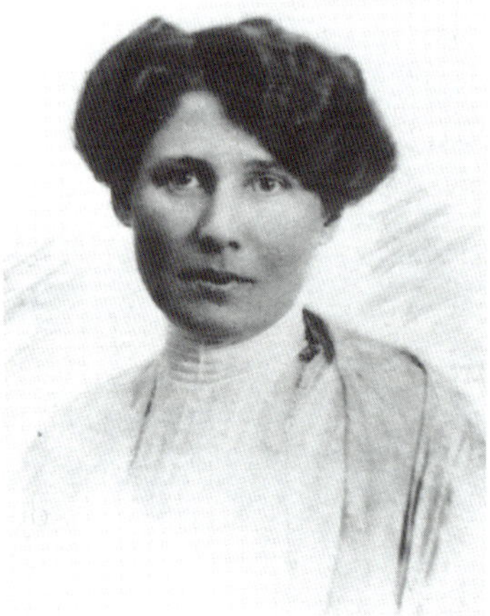

Ita Wegman (1876–1943)

Rudolf Steiner entwickelte aufgrund seiner Erkenntnisse aus der geisteswissenschaftlichen Forschung ein gegenüber der naturwissenschaftlichen Medizin erweitertes Menschenbild. Er beschreibt den Menschen als eine Individualität («Ich»), die sich in einer viergliedrigen Leibes-Organisation zum Ausdruck bringt. Diese Organisation umfasst

- einen physischen Körper, der aus mineralisch-stofflichen Anteilen besteht:
  physischer Leib;

- einen den physischen Körper durchziehenden und belebenden Lebensleib, der dem physischen Leib die Gestalt und die Eigenschaften des Lebendigen gibt:
  Ätherleib;

  Aufbau, Wachstum, Stoffwechsel, Regeneration, Gestaltung, Abwehrvermögen, Ernährung, Fortpflanzung, Tag-Nacht-Rhythmus u.a. sind Ausdruck der Lebenskräfte und körperlich wahrnehmbar;

- eine erlebende, fühlende, empfindende und wollende Seele, die den physischen Leib und den Lebensleib durchdringt und impulsiert:
  Astralleib;

  Triebe, Begierden, Gefühle, Stimmungen, Mimik, Gestik, Muskelspannungen u.a. sind Ausdruck des Seelischen;

- eine Selbstbewusstein ermöglichende Organisation, die sowohl die Seele, den Lebensleib und den physischen Körper durchdringt als auch der Individualität, dem Ich, die Möglichkeit verschafft, seine unverwechselbare Identität zum Ausdruck zu bringen:
  Ich-Organisation;

  äusserer Ausdruck des Ich, des geistigen Wesenszentrums im Menschen, sind Denkfähigkeit, Aufrichtekraft, Gang, Haltung, Sprache, Wärmeverteilung u.a.

Körperliches und seelisches Leben bilden mit der Individualität des Menschen eine Einheit, sie beeinflussen sich gegenseitig und können durch krankhafte Vorgänge aus dem Gleichgewicht geraten.

Dieses erweiterte Menschenbild hat für die Medizin weitreichende Konsequenzen, denn es eröffnet einen umfassenderen Zugang zum gesunden und kranken Menschen als die naturwissenschaftlich orientierte Medizin und führt auch zu neuen Erkenntnissen sowohl für das Krankheitsverständnis als auch für die Heilmittelfindung. Dies wird für die Entstehung von Krebs und dessen anthroposophische Behandlung weiter unten ausgeführt.

Die anthroposophische Medizin wird heute in über 60 Ländern der Welt und auf allen fünf Kontinenten praktiziert.

Zur Krebsentstehung

Die Frage nach den Ursachen einer Krebserkrankung steht nach wie vor im Brennpunkt der medizinischen Forschung, bewegt aber genauso in ihrer existentiellen Bedrohung die davon betroffenen Menschen.

Die naturwissenschaftlich orientierte Medizin beschränkt sich darauf, die Krankheitszustände, auch die Krebserkrankung, allein aus den physiologischen und biochemischen Gesetzmässigkeiten heraus zu erklären. Entsprechend ist ihre Forschung auf die physischen Veränderungen ausgerichtet. So ist die Entstehung von bösartigen Tumoren sehr genau bis in biochemische und genetische Veränderungen der Zelle untersucht worden. Als Ursachen werden in erster Linie äussere Faktoren verantwortlich gemacht, die über eine andauernde lokale Zellschädigung zur Tumorbildung führen. Teerprodukte, toxische Farbstoffe, Chemikalien, Tabakrauch (Nikotin), gewisse Medikamente, Zytostatika, Hormone, radioaktive und UV-Strahlen, auch bestimmte Viren u.a. gelten heute unter bestimmten Bedingungen und in Abhängigkeit von der Dosis als krebsauslösend (kanzerogen). Trotz vieler differenzierter Forschungsergebnisse ist die Frage nach den Ursachen damit aber nicht wirklich beantwortet.

Die anthroposophisch erweiterte Medizin zieht hier zusätzliche Gesichtspunkte heran, die sich ihr durch das erweiterte Menschenbild ergeben, das die Lebenskräfte, das Seelische und die individuelle Persönlichkeit mit ihrer Ich-Organisation

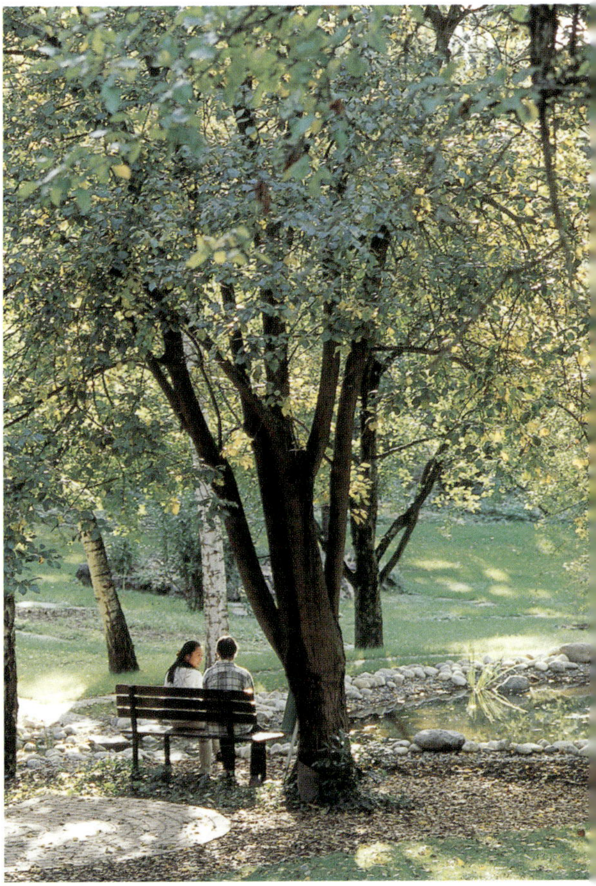

ebenso detailliert berücksichtigt wie den physischen Leib. Sie versteht das Auftreten von Krebs nicht als isoliertes Zellgeschehen am Ort des Tumors, sondern als eine Erkrankung, die den ganzen Menschen in seiner leiblichen, seelischen und geistigen Einheit betrifft. Die Krankheit ist das Ergebnis einer gestörten, nicht mehr harmonisch verlaufenden Wechselwirkung zwischen den Wesensgliedern physischer Körper, Lebensleib, Astralleib und Ich-Organisation. Dieses Ungleichgewicht kann ein einzelnes Organ, ein Organsystem oder den ganzen Organismus betreffen.

Bei der Krebserkrankung fallen die Lebensprozesse aus der Kontrolle des Gesamt-Ätherleibes heraus, sie entwickeln ein selbständiges Leben und Wachstum, das nun vom Seelisch-Geistigen des Menschen nicht mehr durchdrungen werden kann. Diese unkontrollierte übermässige Tätigkeit des Ätherleibes, die sich im Tumorwachstum äussert, kann einerseits bedingt sein durch eine Schädigung des physischen Leibes, z.B. durch dauernde Einwirkung schädlicher äusserer Faktoren, sogenannter Karzinogene. Andererseits kann der Lebensleib selbst geschwächt sein, entweder primär oder sekundär durch bestimmte Krankheiten, z.B. eine schwere chronische Infektion. Er reagiert dann pathologisch mit einer vermehrten lokalen Wachstumstätigkeit.

Auch auf der seelischen Ebene können verschiedene Faktoren das Entstehen von Krebs begünstigen. Über Jahre andauernde seelische Belastungen und Kränkungen oder der Tod eines nahestehenden Menschen können den Ausbruch oder das Fortschreiten von bösartigen Tumoren fördern. Solche erweiterten Gesichtspunkte hat heute auch die Psychoonkologie. Für den Ausbruch der Krankheit ist meist das Zusammenwirken mehrerer Faktoren nötig.

Anthroposophisch erweiterte Krebsbehandlung

Auf der Grundlage dieses erweiterten Menschenbildes wird der Zugang zum kranken Menschen ein etwas anderer sein als in der naturwissenschaftlich orientierten Medizin. Denn das Menschen- und Krankheitsverständnis der anthroposophischen Medizin verlangt einen pluralistischen ganzheitlichen Ansatz. So ist die Behandlung des an Krebs erkrankten Menschen nicht allein auf die physische Vernichtung des Tumors gerichtet, sondern es werden auch die Ebenen der Lebenskräfte, des Seelischen und der Ich-Organisation als Ausdruck des individuellen Menschen gleichermassen in das Behandlungskonzept integriert. Das therapeutische Ziel ist die Wiederherstellung der Einheit von Leib, Lebenskräften, Seele und Geist.

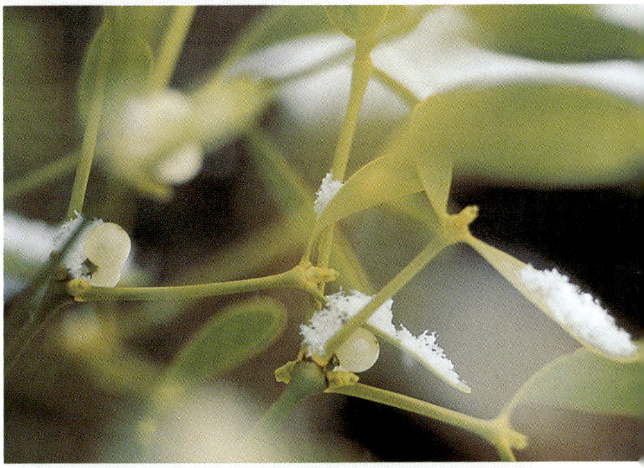

Wie die konventionelle Onkologie strebt auch die anthroposophische Medizin nach Möglichkeit die chirurgische Entfernung des Tumors an. Mit der Misteltherapie, die bestenfalls direkt nach der Diagnosestellung, aber natürlich auch zu irgendeinem späteren Zeitpunkt eingeleitet werden kann, wird nun in Ergänzung zu Operation, Chemotherapie und Radiotherapie ein grundsätzlich anderer Weg beschritten, der zudem praktisch nebenwirkungsfrei ist.

Das aus einem Gesamtextrakt der Mistel hergestellte Iscador (siehe S. 44) greift auf der physischen Ebene in die krankmachenden Prozesse ein, indem es durch eine selektive zelltoxische Wirkung die Tumorzellen direkt angreifen kann, ohne gesundes Gewebe zu schädigen, eine Fähigkeit, die hauptsächlich den Viscotoxinen und Mistellektinen zugeschrieben wird (siehe S. 30).

Darüber hinaus regt es den Lebensleib des Patienten so an, dass er gerade an den Stellen wieder harmonisch tätig werden kann, wo er sich durch das Krebsgeschehen unkontrolliert und übermässig emanzipiert hat. Das geschieht durch eine Verstärkung der gegen den Tumor gerichteten entzündlichen Abwehrvorgänge über die Anregung und Stärkung des Immunsystems (Immunmodulation und -stimulation). Hier werden die Selbstheilungskräfte aktiviert, die bei einer Chemotherapie zusätzlich zur Grundkrankheit noch mehr geschwächt werden (Ausdruck dafür ist z.B. der Abfall der Leukozyten im Blut). Erfahrungsgemäss wird daher auch bei einer Kombination von Chemotherapie und Iscador-Therapie, die durchaus möglich und empfehlenswert ist, die Chemotherapie wesentlich besser vertragen. Neben anderen Faktoren scheinen hierbei die Mistellektine eine bedeutende Rolle zu spielen.

Auf der seelischen und geistigen Ebene wird versucht, das durch die Krankheit gestörte Gleichgewicht durch eine individuelle künstlerische Therapie (Malen, Plastizieren, Sprach- und Musiktherapie) und durch Heileurythmie wiederzugewinnen. Denn in der anthroposophischen Medizin ist der Patient aufgerufen, durch Eigenaktivität an der Bewältigung seiner Krankheit mitzuarbeiten. In der Beziehung zu seinem behandelnden Arzt wird der Patient als Partner ernst genommen.

Durch eine intensive Gesprächsarbeit, in der Lebensprobleme aufgearbeitet werden können, und durch Betrachtungen der biographischen Situation ist es möglich, die häufig zu beobachtende seelische Erstarrung und Angst zu lösen, Vertrauen in das eigene Schicksal zu finden, aktiv und mitverantwortlich in den Kampf gegen den Tumor einzugreifen und neue Lebensziele ins Auge zu fassen. Die seelische Verarbeitung einer Tumorkrankheit wirkt sich entscheidend auf die Lebensqualität und die Überlebenszeit aus.

So trägt der Patient durch den Aufruf zur Eigenverantwortung, die auch das Recht auf Mitbestimmung bei der Wahl der Therapierichtung einschliesst, wesentlich zur Harmonisierung und Stärkung seiner Wesensglieder bei und unterstützt damit in idealer Weise die Wirkung der Iscador-Therapie.

Zur Entstehung des Heilmittels Iscador

Durch seine geisteswissenschaftliche Erforschung der Beziehung von Natur und Mensch konnte Rudolf Steiner die Mistel als Heilmittel in die Krebstherapie einführen. Er erkannte den gesetzmässigen Zusammenhang zwischen den Lebensprozessen in der Mistelpflanze und den Lebensprozessen des Menschen. Das Verhältnis der vier Wesensglieder des Menschen bei den Vorgängen, die zur Krebsbildung führen, korrespondiert mit Prozessen, welche die Mistel im Menschen auslösen kann.

Die ersten Hinweise auf die Mistel als eine besondere Pflanze mit einer heilenden Giftqualität gab Rudolf Steiner 1904 im Zusammenhang mit dem Baldur-Mythos. Im Jahr 1917 empfahl er dann erstmals der damals in Zürich praktizierenden Ärztin Ita Wegman die Injektion von Extrakten aus der Mistelpflanze zur Behandlung der Krebskrankheit.

Ita Wegman nahm diese Empfehlung auf und entwickelte zusammen mit einem Apotheker das erste Mistelpräparat (Iscar), mit dem sie dann, z.T. mit überraschendem Erfolg, ihre Krebspatienten behandelte.

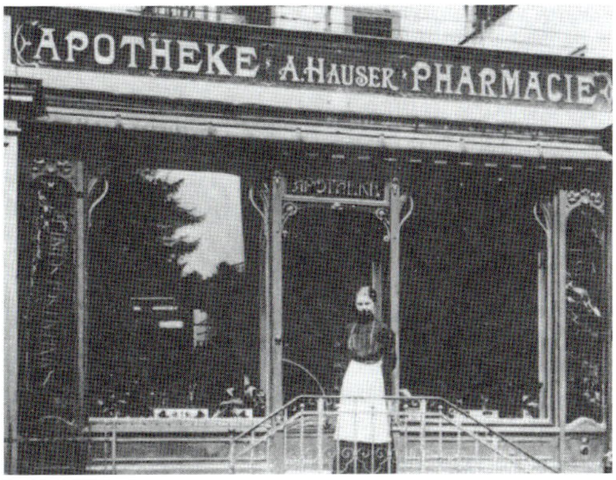

Apotheke Dr. A. Hauser in Zürich.
Herstellung des ersten Injektionspräparates Iscar zur Krebstherapie.

In den folgenden Jahren bis zum Tod Rudolf Steiners wurden ihre Beobachtungen und Erfahrungen durch viele weiterführende Hinweise und Angaben Rudolf Steiners, zum einen zu den Besonderheiten der Mistel als Pflanze und ihrer Beziehung zur Krebskrankheit, zum anderen zur speziellen Verarbeitung dieser Pflanze zu einem spezifischen Krebsmittel, ergänzt. Dieser Schatz von Empfehlungen und Anregungen ist bis heute noch nicht in seiner ganzen Dimension ausgeschöpft und bleibt so auch in Zukunft ein intensives Forschungsgebiet.

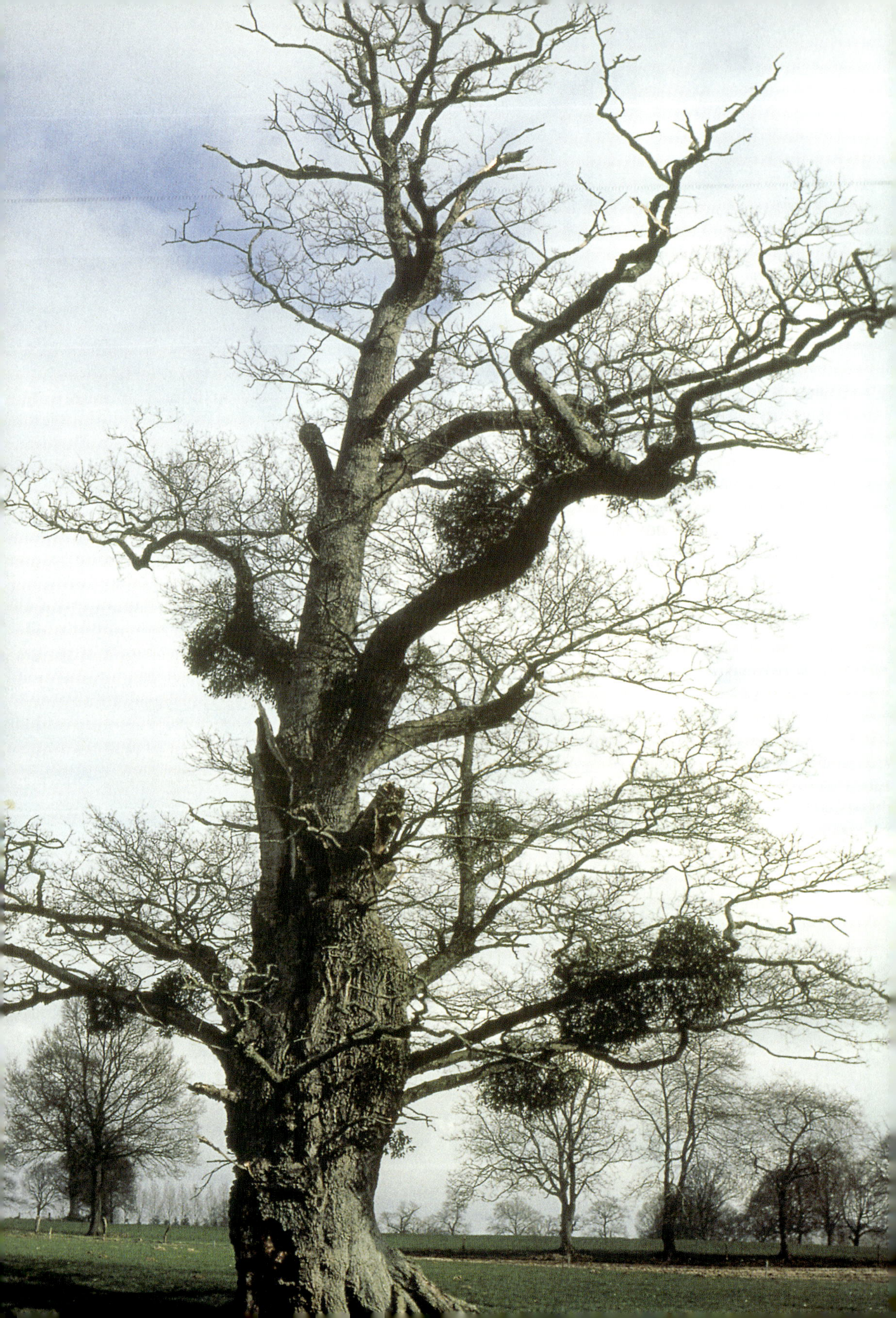

Mistelverehrung bei den gallischen Druiden

Als Heilpflanze war die Mistel schon den alten Kelten bekannt. Besonders verehrt haben sie die seltene Eichenmistel, wie der römische Naturhistoriker Plinius (23–79 n. Chr.) in seiner «Naturgeschichte» überliefert.

Nichts haben die Druiden – so nennen sie ihre Priester – was ihnen heiliger wäre als die Mistel und der Baum, auf dem sie wächst, zumal wenn es eine Wintereiche ist. Schon an sich suchen sie Haine von Wintereichen auf, und sie verrichten keine heilige Opferhandlung ohne deren Blätter, so dass man meinen könnte, ihr Name käme aus dem Griechischen (Drys, die Eiche). Wenigstens betrachten sie alles, was auf dieser wächst, als Himmelsgabe und als ein Zeichen, dass dieser Baum von dem Gott selbst auserwählt sei. Man findet die Mistel aber nur sehr selten auf ihr, und wenn man sie findet, wird sie mit grosser Feierlichkeit geholt und vor allem am 6. Tage nach Neumond, welcher bei ihnen den Anfang der Monate und Jahre angibt und auch einen Zeitabschnitt von 30 Jahren, weil der Mond schon kräftig genug sei und doch noch nicht die Hälfte seiner Grösse erreicht habe. Sie heissen in ihrer Sprache die Mistel die «alles Heilende». Nachdem sie unter dem Baume die gehörigen Opfer und Mahlzeiten veranstaltet haben, führen sie zwei weisse Stiere herbei, deren Hörner dann bekränzt werden. Der Priester, mit weissem Kleide angetan, besteigt den Baum, schneidet mit goldner Sichel die Mistel ab. In einem weissen Mantel wird sie aufgefangen. Dann schlachten sie die Opfertiere mit dem Gebet, die Gottheit möge ihre Gabe denen günstig werden lassen, welche sie damit beschenkt haben. In den Trank getan, soll sie [die Mistel] alle unfruchtbaren Tiere fruchtbar machen und ein Heilmittel gegen alle Gifte sein.

Quelle: C. Plinius Secundus d. Ä.: «Naturalis historia». Lib. XVI, Cap. 95.
Übertragung durch Karl von Tubeuf, in: «Monographie der Mistel». Oldenbourg Verlag, München, Berlin 1923, S. 19.

2 Botanik der Mistel

Systematik und Verbreitung

Verwandtschaftsverhältnisse

Misteln sind Blütenpflanzen, die nicht in der mineralischen Erde, sondern im Holz anderer Pflanzen «wurzeln». Rund 1500 Mistelarten gibt es auf der ganzen Erde, doch nur die Weissbeerige Mistel (*Viscum album* L.) wird in der anthroposophischen Krebstherapie eingesetzt. Ihren Namen verdankt diese Heilpflanze den weissen Früchten, die im Winter einen reizvollen Kontrast zu den frostharten dunkelgrünen Blättern bilden.

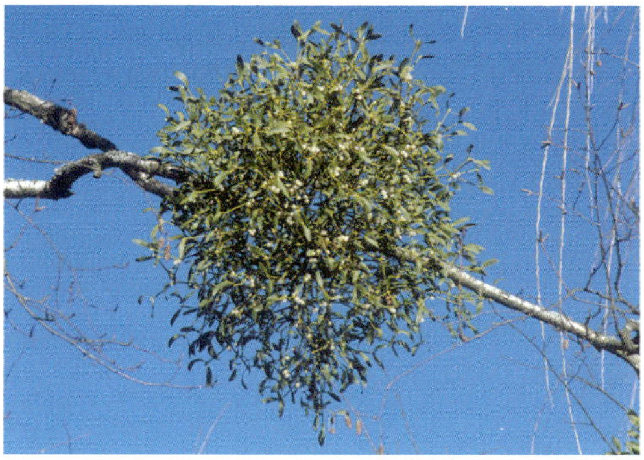

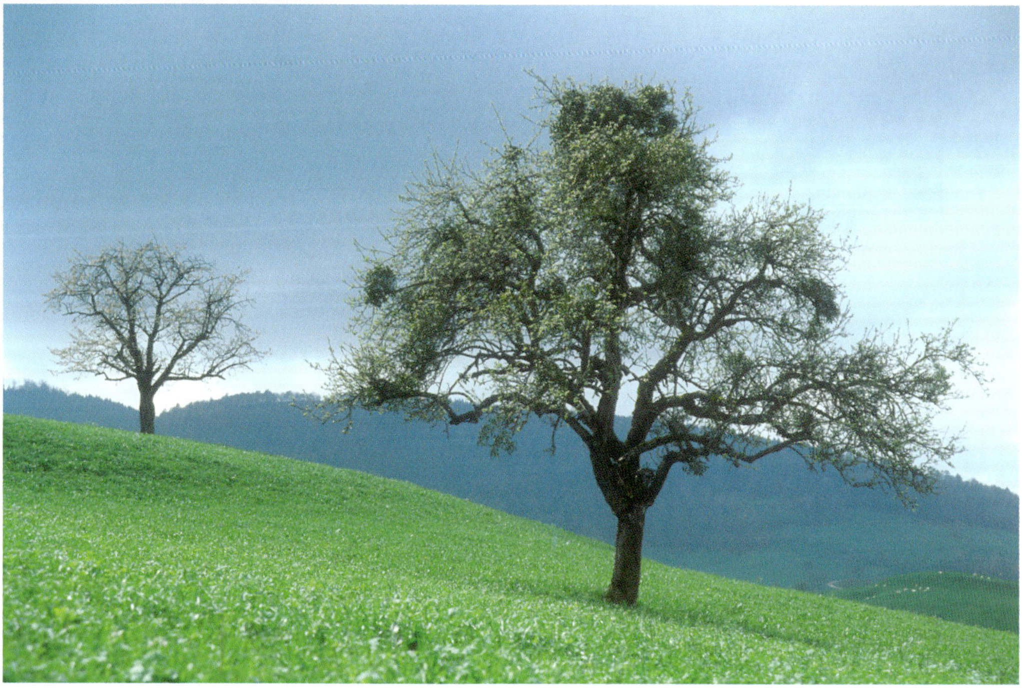

Frühlingsstimmung – Mistelbüsche auf einem Apfelbaum

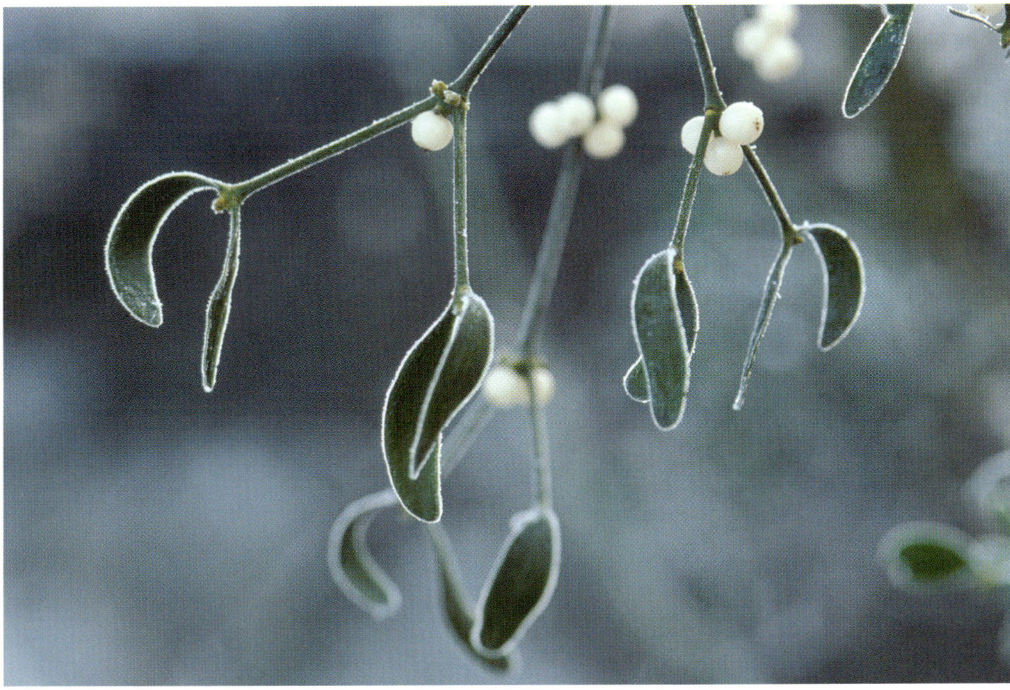

Weissbeerige Mistel (*Viscum album* L.) im Raureifkleid

Die Weissbeerige Mistel gliedert sich in drei botanische Unterarten, die auf unterschiedlichen Wirtsbäumen vorkommen. Die Laubholzmistel (*Viscum album* ssp. *album*) wächst auf Apfelbaum, Pappel, Ahorn, Birke und vielen anderen Laubbäumen, aber auch auf Flieder, Rose und anderen Sträuchern. In ihren Früchten sind die Kerne durch Fäden mit der Fruchthülle verbunden.

Ohne Fäden frei im Fruchtgewebe lagern dagegen die Kerne der beiden Nadelholzmistel-Unterarten. Diese werden als Kiefernmistel (*Viscum album* ssp. *austriacum*) und Tannenmistel (*Viscum album* ssp. *abietis*) bezeichnet und verdanken ihre Namen den beiden Nadelbaumarten, auf denen sie wachsen.

Vorkommen und Verbreitung

Die Weissbeerige Mistel ist in weiten Teilen Europas heimisch. Entsprechende Licht-, Wärme- und Wasserverhältnisse sowie wahrscheinlich auch bestimmte Bodenbedingungen fördern ihr Gedeihen. Im Norden und Osten begrenzen harte Winterfröste, in Südeuropa dagegen Trockenheit und Hitze ihre Verbreitung. Ihre grösste Besiedlungsdichte erreicht die Mistel in Frankreich.

Für die natürliche Verbreitung der Mistel sorgen drei Vogelarten, die sich auf den Verzehr von Mistelfrüchten spezialisiert haben:

Die Misteldrossel *(Turdus viscivorus)* ernährt sich von Oktober bis März fast nur von reifen Mistelfrüchten. Sie zupft schnell einige Beeren vom Mistelbusch, verschluckt sie als Ganzes und verdaut

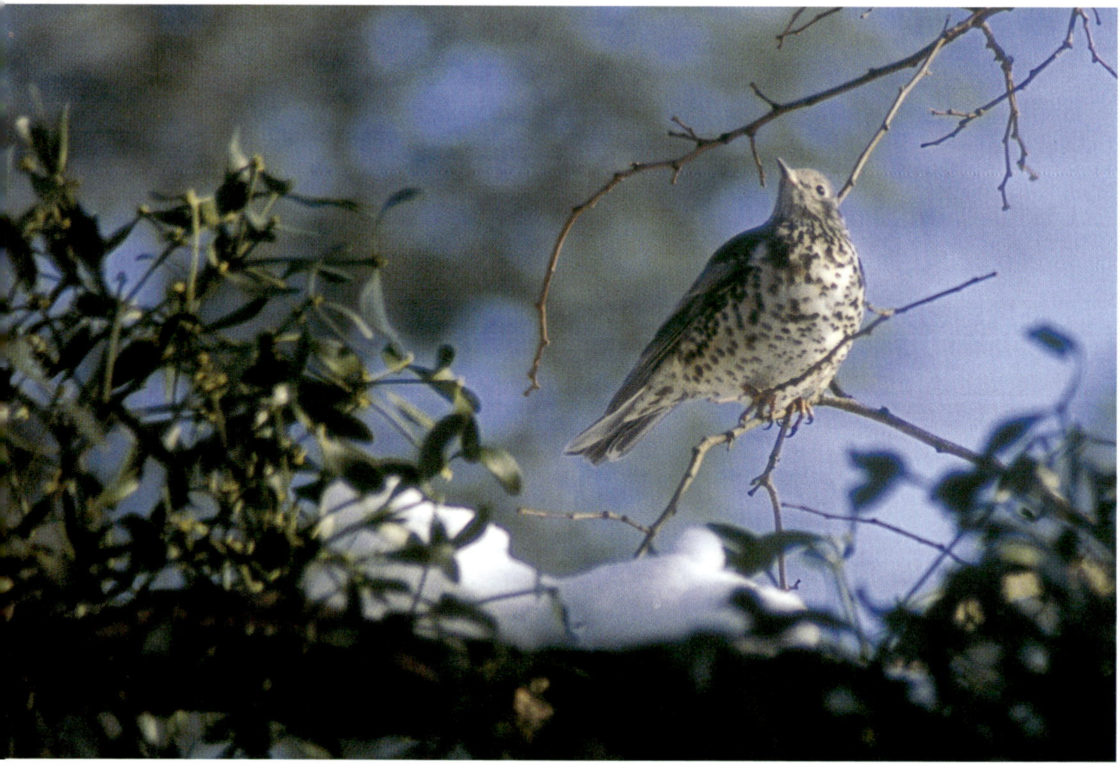

Junge Misteldrossel *(Turdus viscivorus)* beim Verdauen ihrer Mahlzeit

ihre Mahlzeit im Schutz der Baumkrone. Nach einigen Minuten scheidet sie die unverdauten Fruchthäute sowie die von Schleim und Leim umhüllten Kerne wieder aus. Viele dieser klebrigen Klumpen fallen auf die Erde. Wo jedoch ein junger Wirtszweig dessen Fall aufhält und einige Kerne haften bleiben, können im Frühjahr junge Mistelkeime austreiben.

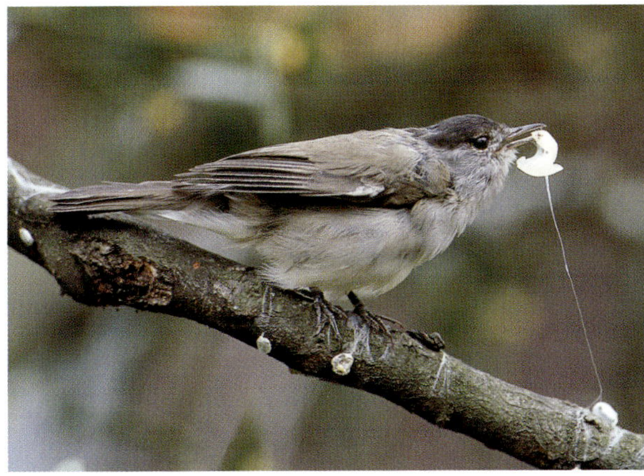

Mönchsgrasmücke *(Sylvia atricapilla)*

Sehr effizient verbreitet die Mönchsgrasmücke *(Sylvia atricapilla)* die Mistel. Sie kehrt als Zugvogel erst Mitte März aus dem Süden zurück und wählt unter anderem die von der Misteldrossel übrig gelassenen Mistelbeeren als Nahrung. Mönchsgrasmücken fressen jeweils nur einzelne Beeren: dafür bringen sie die Fruchthaut zum Platzen und streifen, bevor sie die Beerenhaut samt Fruchtfleisch verschlucken, den klebrigen Mistelkern an einem Wirtszweig ab.

Als dritter Mistelverbreiter tritt sporadisch der Seidenschwanz *(Bombycilla garrulus)* auf, der in den Tundren Nordeuropas heimisch ist. Nach 1988/89 fand zuletzt im Winter 2004/05 eine auffallende Invasion statt. Als Ursache gilt, dass eine stark gewachsene Seidenschwanz-Population nach einem feucht-kühlen Sommer zu wenig Nahrung findet, worauf grosse Schwärme in den Süden ziehen und sich bei uns neben anderen Früchten auch die Mistelbeeren schmecken lassen. Oft fallen dann Dutzende der prächtig gefärbten, ausgesprochen lebhaften Vögel über einen Mistelbaum her und plündern den gesamten Beerenbestand innerhalb weniger Tage. Wie die Misteldrosseln verschlucken auch Seidenschwänze mehrere Mistelfrüchte auf einmal, rasten zur Verdauung gern im selben Baum und lösen dort nicht selten eine starke Vermehrung der Mistel aus.

Mistelkultivierung

Zu den besonders seltenen Misteln gehört die Eichenmistel. Die natürlichen Vorkommen dieser schon von den Kelten besonders geschätzten Heilpflanze sind weitgehend auf Frankreich beschränkt. Langjährige Forschung im INSTITUT HISCIA hat gezeigt, dass gewöhnliche Stiel- und Traubeneichen *(Quercus robur/petraea)* resistent sind gegenüber der Mistel.

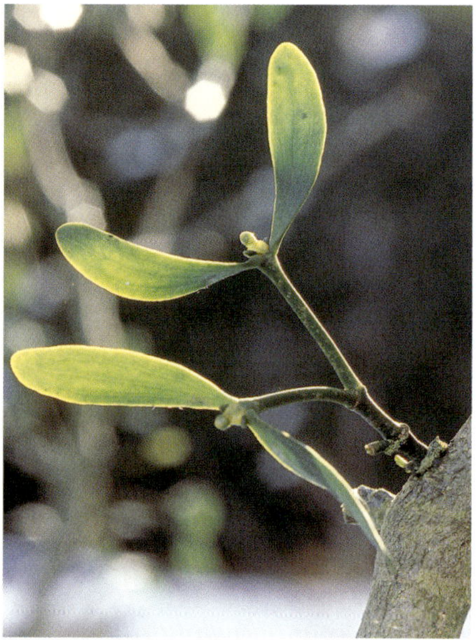

Eine vierjährige Mistelpflanze

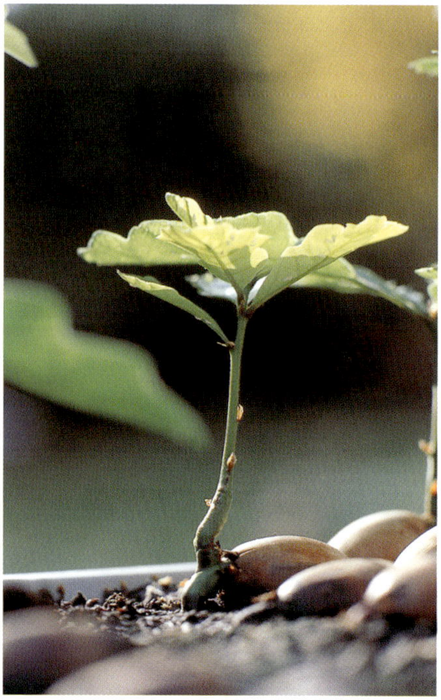

Eichensämling

Die Kultivierung der Eichenmistel beruht darauf, dass die natürliche Disposition der französischen Misteleichen durch geeignete Kulturmassnahmen auf die Nachkommen übertragen werden kann.

Wichtige Anfangserfolge wurden mit dem Pfropfen mistelempfänglicher Edelreiser auf gewöhnliche Eichen erzielt.

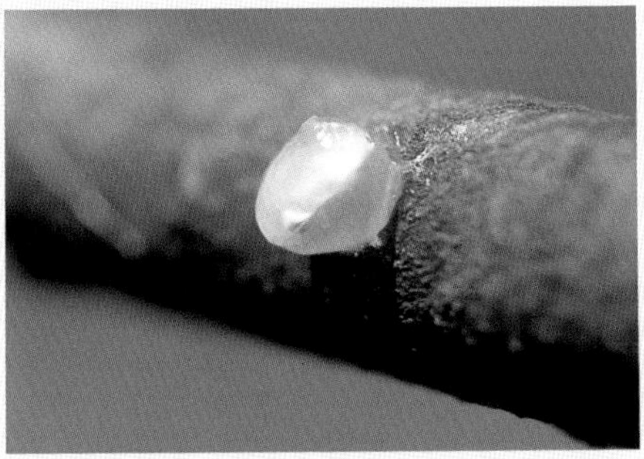

Der Mistelkern haftet durch seine schleimig-leimige Hülle am Wirtszweig.

Nachhaltiger ist die Aussaat von Eicheln, die von misteltragenden Bäumen stammen, gefolgt von gezielter Selektion der mistelempfänglichen Exemplare. Wenn die jungen Bäume nach etwa fünf Jahren gross genug sind, werden hierfür am Stamm oder auf Seitenzweigen einige Mistelkerne angebracht. Sofern alle Faktoren stimmen, entwickeln sich daraus in den folgenden zwei, drei Jahren kleine Mistelpflänzchen. Bevor jedoch von kultivierten Misteleichen erste Mistelzweige oder Mistelbeeren geerntet werden können, vergehen noch weitere acht bis zehn Jahre.

Nach 30 Jahren gezielter Eichenmistel-Kultivierung kann im Institut Hiscia die Eichenmistelernte für das Iscador in wachsendem Umfang aus eigenen Beständen gedeckt werden.

Erfolgreich wird auch die Ulme, die in der Natur durch Krankheit bedroht ist, als Mistelwirt kultiviert. Als Vorteil erweist sich dabei, dass misteltragende Ulmen leicht durch Wurzelausläufer zu vermehren sind.

Gestalt und Entwicklung

Mistelsenker

Wenn die Mistel im April zu keimen beginnt, treibt aus dem Kern, der am Wirtszweig klebt, zunächst ein Keimstengel hervor, der sich im Kontakt mit der Rinde zu einer Art Haftscheibe weitet. Von dort dringt neues Gewebe keilförmig durch die Rinde in das Innere des Zweiges vor und bildet den haustorialen Stamm. Ende Juni trifft die teilungsfähige Spitze auf das Kambium – eine dünne, teilungsaktive Zone, die als lebendige Grenzschicht zwischen Rinde und Holz den gesamten Baum durchzieht.

Die Mistel muss nun ihre eigene Wachstumszone an Gestalt und Rhythmik des Kambiums anpassen. Erst dann kann sie neues Gewebe nach innen abgeben und den Senker bilden. Das junge Holz, das gleichzeitig vom Wirtskambium nach innen gebildet wird, umwallt dieses neue Organ der Mistel.

Wie bei gewöhnlichen Pflanzenwurzeln liegt auch beim Mistelhaustorium die Wachstumszone zunächst an der Spitze. Ähnlich wie die Pflanzenwurzel ins Innere der Erde, dringt die Mistel zentripetal ins Innere des Wirtszweiges vor. Sobald sie jedoch das lebendige Wirtskambium erreicht, kehrt die Mistel ihre Wachstumsrichtung um: die teilungsaktive Zone, die nun als «interkalares» Meristem zwischen dem neugebildeten Senker und dem

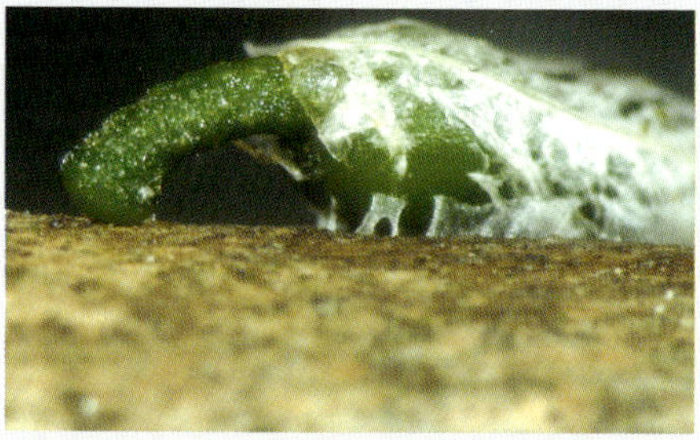

Aus dem Mistelkern treibt ein Keimstengel hervor.

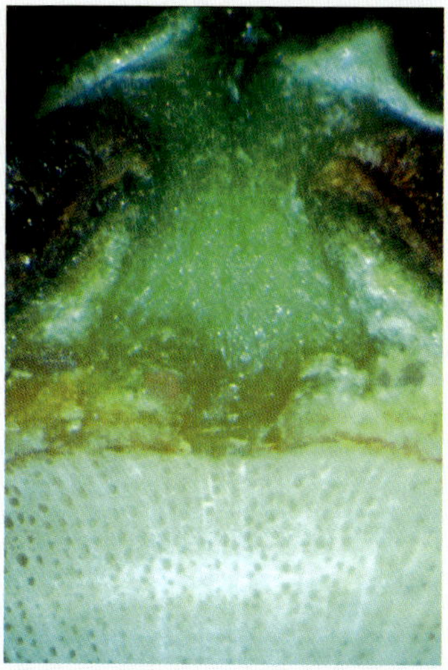

Im Juni trifft die Mistel mit ihrem Spitzenmeristem auf das Kambium, die Lebensschicht des Wirtsbaumes.

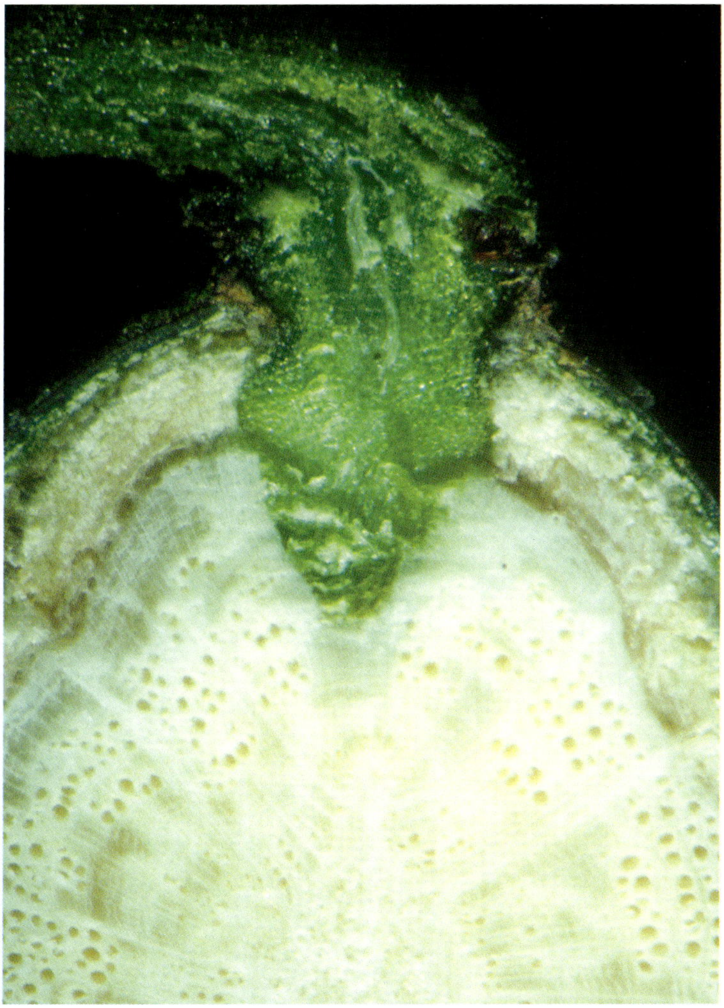

Erfolgreich etablierter Mistelsenker im jungen Holz einer Eiche

haustorialen Stamm verbleibt und Zellen nach innen abgibt, entfernt sich mit dem Dickenwachstum des Zweiges immer weiter vom Zentrum des Wirtszweiges. Insofern wechselt die Mistel in der Senkerbildung von einer anfangs zentripetalen zu einer später vorherrschend zentrifugalen Wachstumstendenz.

Im jungen Wirtsholz werden die neu gebildeten Wasserleitgefässe auf den Mistelsenker hin orientiert. In dessen Gewebe bilden sich ebenfalls Leitbahnen und leiten die vom Wirt einströmenden Säfte in den Mistelspross weiter. Der Baum versorgt die Mistel dabei nicht nur mit Wasser und darin gelösten Mineralien, sondern auch mit organischen Substanzen wie Zucker und Aminosäuren.

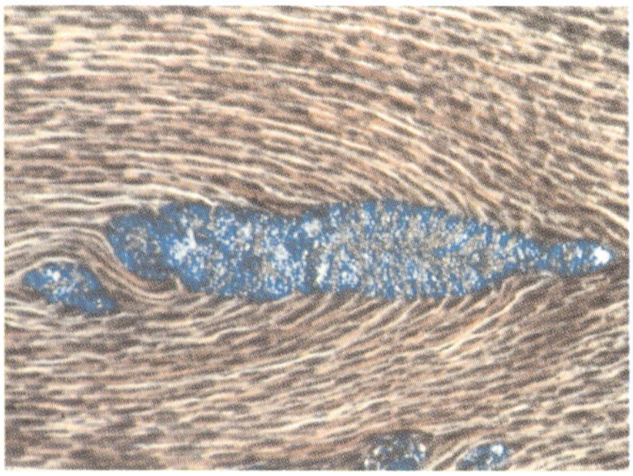

Eingebettet in das leblose Holz (rot) wird der lebendige Mistelsenker (blau) durch Leitbahnen des Wirtsbaumes mit Wasser, Mineralien und Aminosäuren versorgt.

Mistelspross

Wenn die Mistel Anschluss an das Wasserleitgewebe des Wirtes gefunden hat, entfalten sich im folgenden Frühjahr die ersten kleinen Blätter. Allerdings entwickelt sich der Mistelbusch ausgesprochen langsam. Denn anders als etwa die Rose, aus deren Achselknospen jeweils ein Stengel mit mehreren Blättern hervorgeht, trägt der Mistelzweig nur ein einziges Blattpaar. Diese einfache Zweiggestalt lässt die Mistel keimhaft erscheinen. Mistelbüsche werden deshalb auch als «Aggregat aus lauter Keimlingen» bezeichnet.

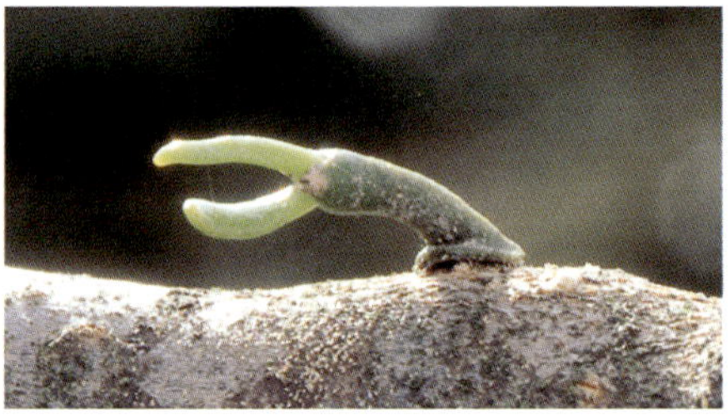

Ein junger Mistelkeim wächst mit zwei neuen Blättern ins Licht.

Im Juni treten an der Mistel typische Nutations-Bewegungen auf, wodurch die jungen Zweige aus der ursprünglich strikt vertikalen Orientierung «befreit» und auf das Zentrum des jeweiligen Busches ausgerichtet werden. Nach einer Übergangsphase im Frühling findet der Mistelbusch zu Beginn des Sommers wieder zurück in seine eigenwillige Kugelgestalt.

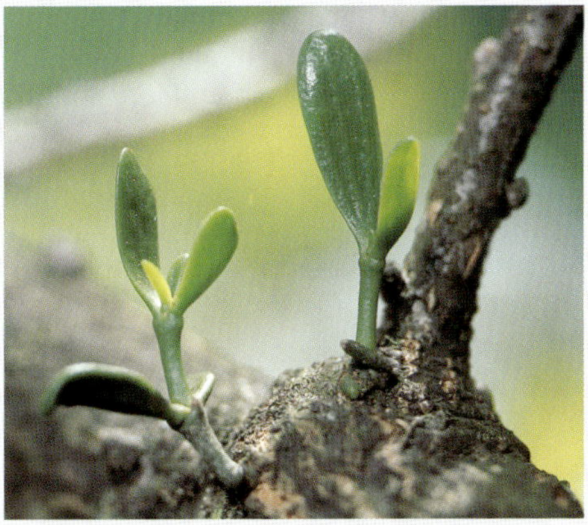

Kraftvoll wachsende junge Eichenmisteln

Anders als gewöhnliche Laubblätter sind Mistelblätter morphologisch nicht polar gestaltet, sondern auf der Ober- und Unterseite gleich gebaut. In einem eher undifferenzierten Zustand überwintern sie und wachsen im folgenden Frühjahr noch einmal in die Länge, Breite und Dicke. Im Spätsommer des zweiten Jahres fallen die Mistelblätter dann überraschend grün und saftig ab.

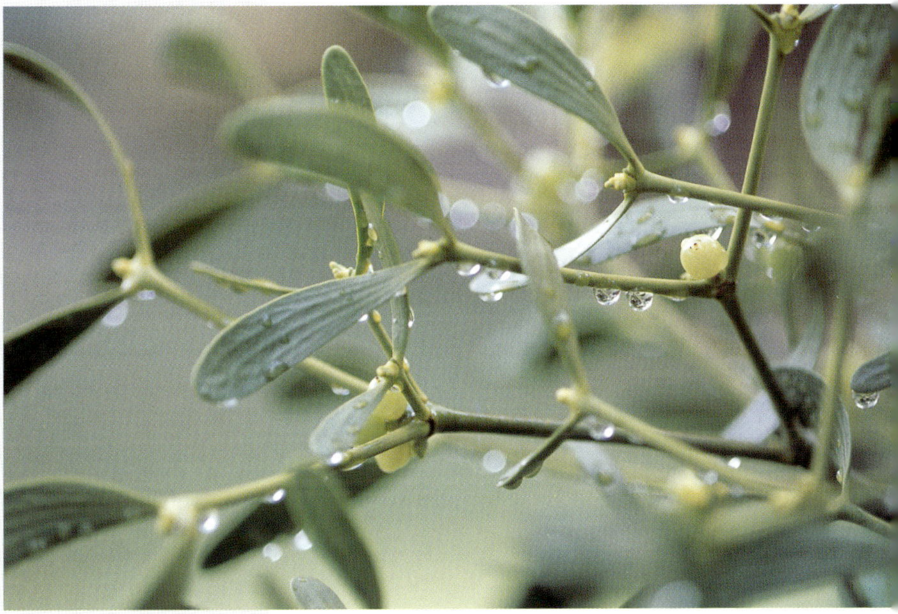

Typisches Zweigmuster im Mistelbusch

Mistelblüte und Mistelfrucht

Die Mistel ist eine zweihäusige Pflanze, männliche und weibliche Blüten finden sich auf verschiedenen Mistelbüschen. Weil die Mistel bereits im Februar oder März blüht, übernehmen winteraktive Insekten wie Ameisen und Fliegen ihre Bestäubung. Sie werden vom Duft angelockt, den Nektardrüsen am Boden der männlichen Pollenblüten freisetzen, und schätzen den flüssigen Nektar, der weiblichen Fruchtblüten an sonnigen Wintertagen entströmt, als willkommene Nahrungsquelle.

Im April beginnt die Entwicklung der Mistelfrucht. Dabei wird im Kern zunächst Nährgewebe angereichert, bevor im Juli die Organe der Embryonen Gestalt annehmen. Bereits Ende September sind die Mistelembryonen lebensfähig, doch die Mistelbeere als Ganzes reift erst im November: Fruchthaut und Fruchtfleisch verlieren ihre grüne Farbe, und die Mistelbeere schimmert weiss im milden Wintersonnenlicht. Im Innern der Mistelfrucht bleiben Nährgewebe und Embryonen den ganzen Winter hindurch grün – ein Zeichen dafür, dass der junge Mistelkeim ständig vom Licht durchpulst und so lebendig erhalten wird.

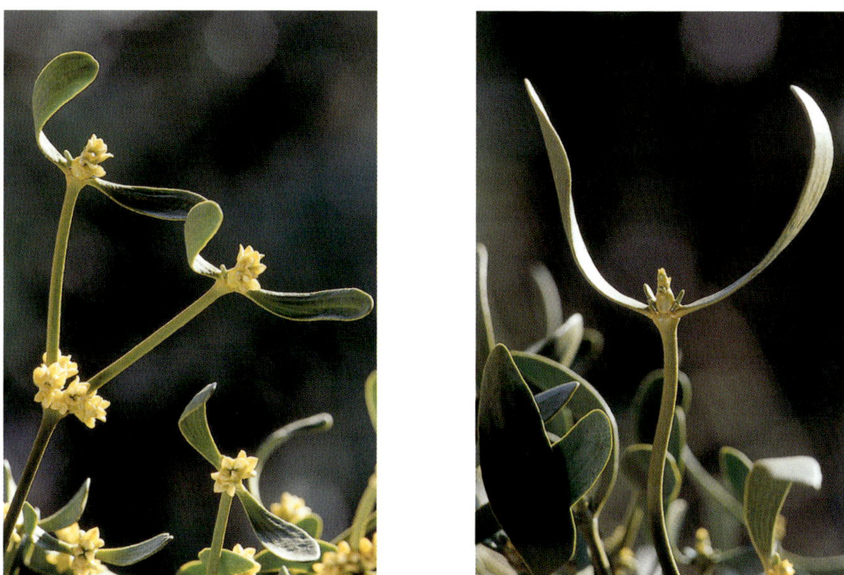

Blühende Mistelzweige: links männliche Pollen-Blüten, rechts weibliche Frucht-Blüten

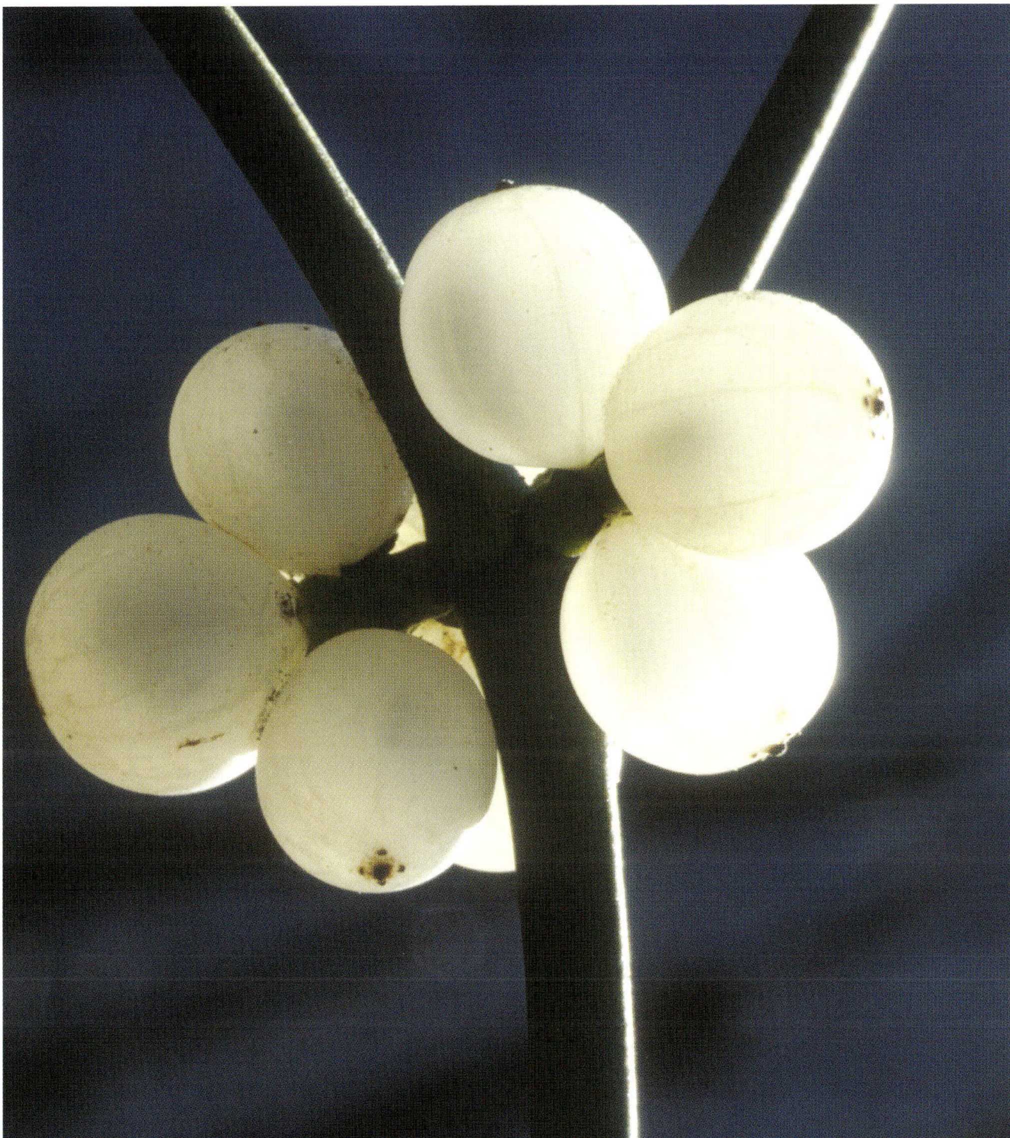

Substanzen der Mistel

Mistellektine und Viscotoxine

Zwei Gruppen von Eiweissverbindungen gehören wegen ihrer Bedeutung für die Wirksamkeit von Mistelextrakten zu den bestuntersuchten Substanzen der Mistel: Viscotoxine und Mistellektine. Viscotoxine sind eng verwandt mit Schlangengiften (Cardiotoxine z.B. der Kobra); Mistellektine zeigen eine grosse Ähnlichkeit mit dem Lektin der Rizinuspflanze.

Verteilung im Mistelbusch

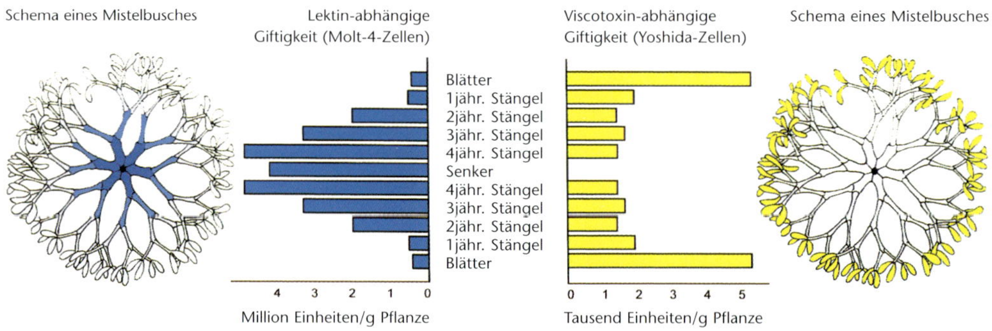

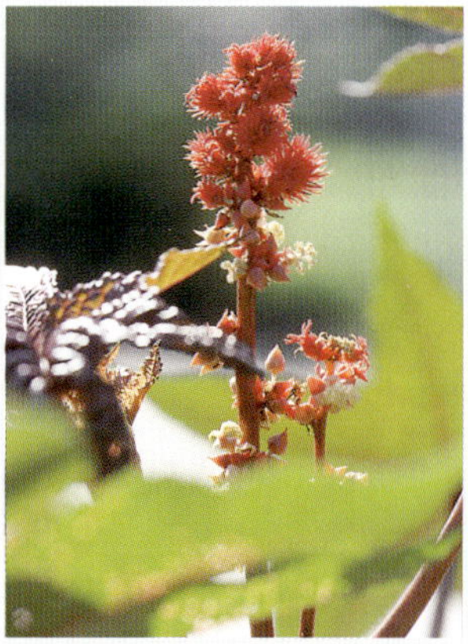

Rizinuspflanze

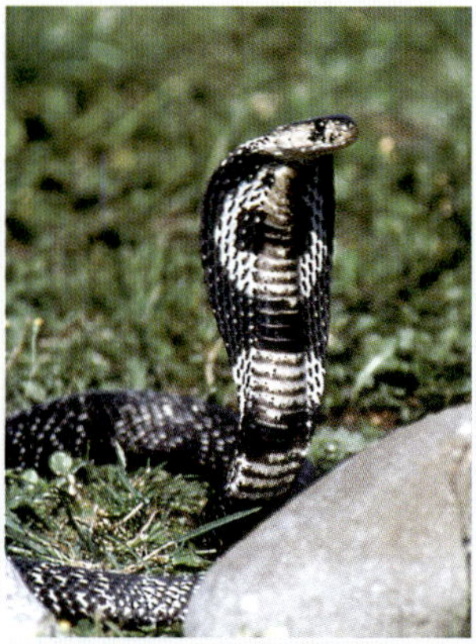

Kobra

Viscotoxine sind an der Peripherie des Mistelbusches, in den Blättern, angehäuft und fehlen im Senker.
Die Konzentration der Mistellektine steigt von der Peripherie zum Zentrum des Mistelbusches an und hat ihr Maximum im Senker.

Jahreszeitenabhängigkeit

Jede Pflanze unterliegt rhythmischen Veränderungen. Dies zeigt sich auch im unterschiedlichen jahreszeitlichen Verlauf der Gehalte von Viscotoxinen und Mistellektinen in der Mistel.

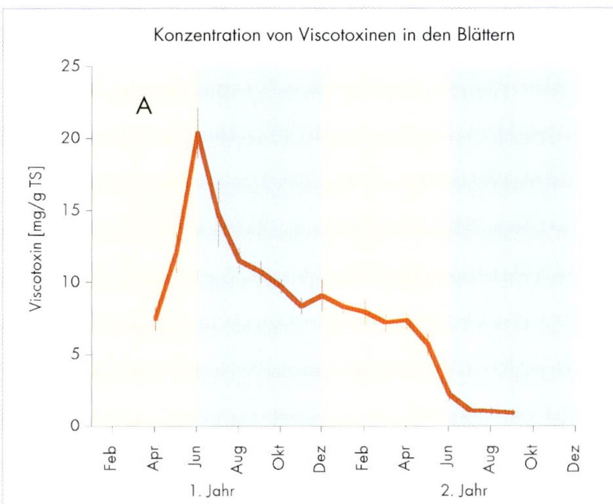

Im Mistelblatt erreicht die Konzentration der Viscotoxine im Juni, zur Zeit der Sommersonnenwende, ein Maximum und fällt während der zweiten Jahreshälfte stark ab.

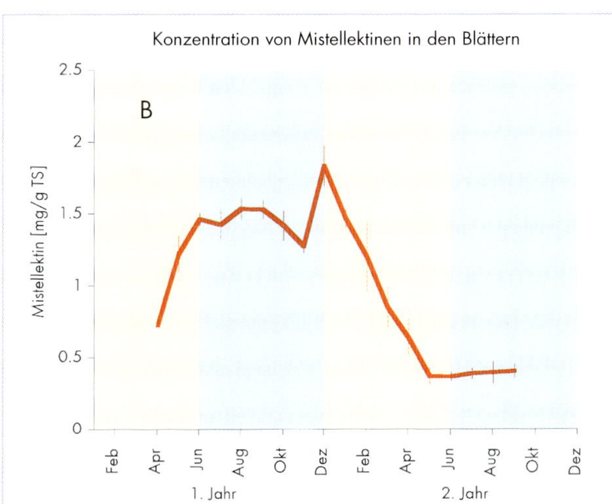

Die Konzentration der Mistellektine zeigt in den Blättern der Mistel den höchsten Wert im Dezember, zur Zeit der Wintersonnenwende, und sinkt im aufsteigenden Jahr auf ein tieferes Niveau.

Prägung durch den Wirtsbaum

Die Mistel bekommt durch die Art des Wirtsbaumes eine typische Prägung, welche sich nicht nur phänomenologisch, sondern auch analytisch in der Substanzwelt aufzeigen lässt. So hat die Forschung im Institut Hiscia gezeigt, dass Misteln, z.B. bei den sogenannten Viscotoxinen, Unterschiede sowohl in der Konzentration als auch in der qualitativen Zusammensetzung aufweisen, je nachdem, auf welchem Wirtsbaum sie gewachsen sind.

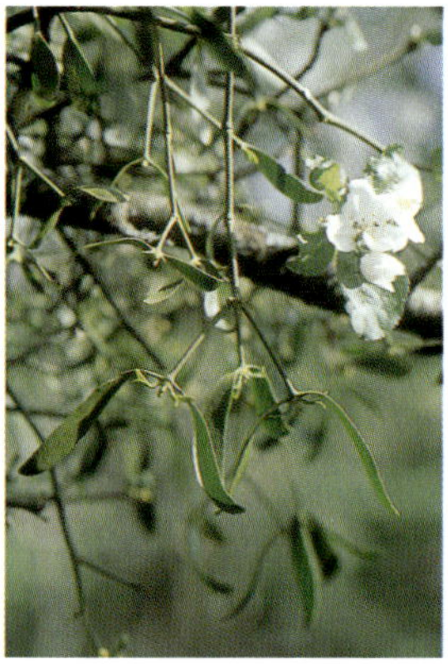

Apfelbaum

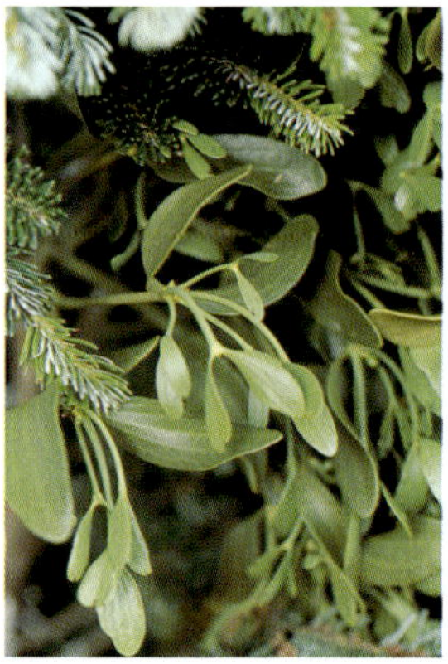

Tanne

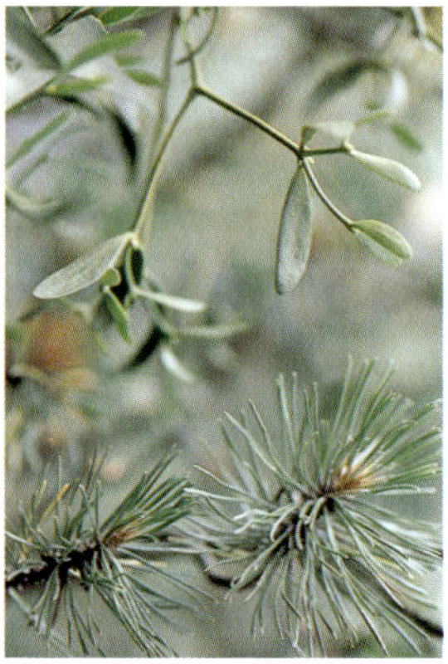

Kiefer

Viscotoxinmuster

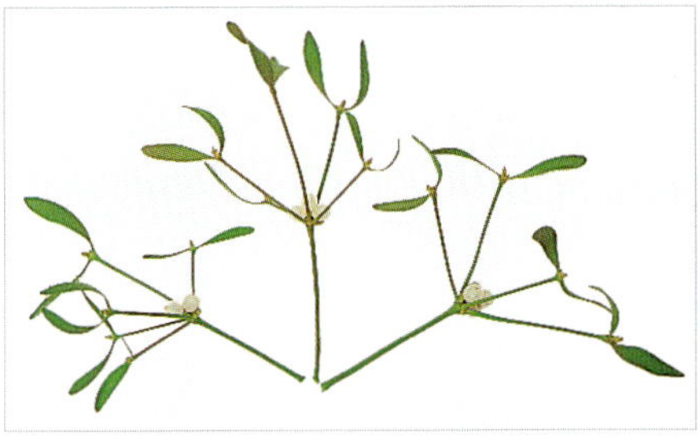

Apfelbaummistel

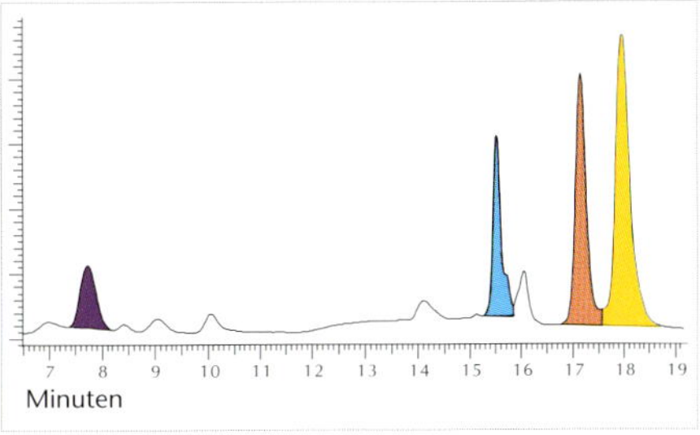

Viscotoxinspektrum Apfelbaummistel

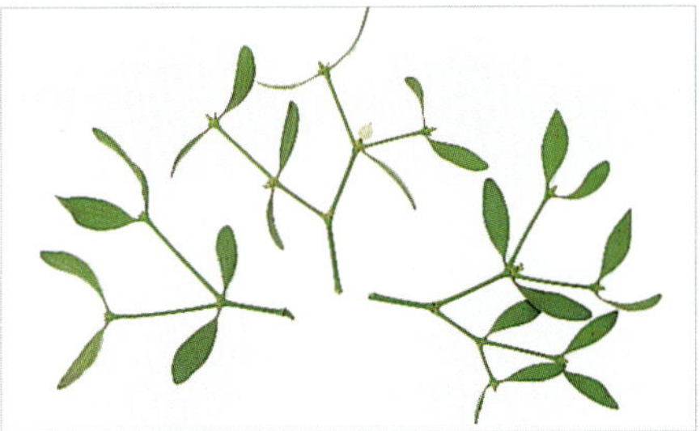

Tannenmistel

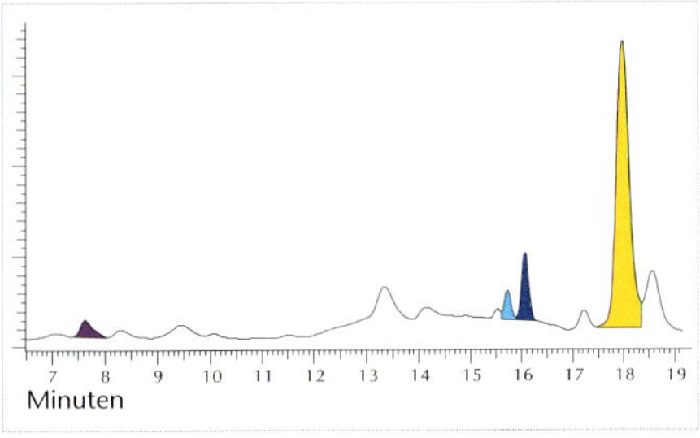

Viscotoxinspektrum Tannenmistel

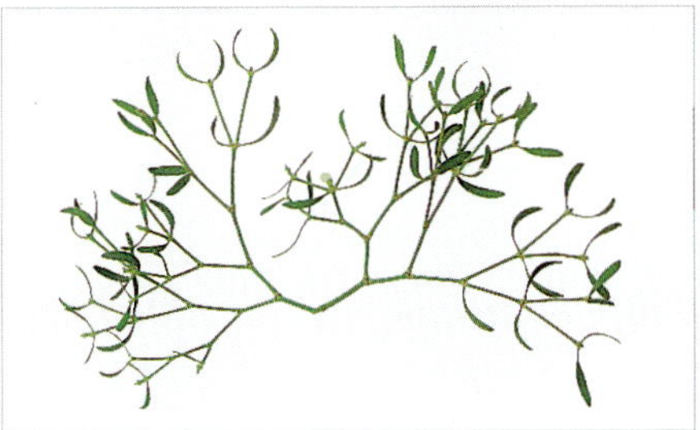

Kiefernmistel

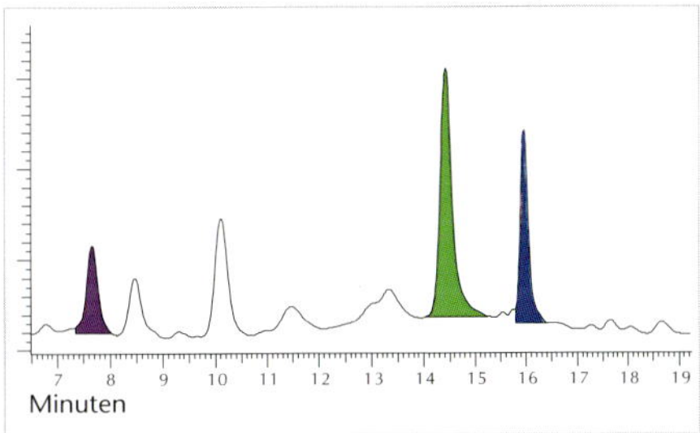

Viscotoxinspektrum Kiefernmistel

Leim und Schleim

Der lateinische Name «viscum» für die Mistel wurde von den Römern auch für die Bezeichnung von «Leim» benutzt und deutet auf die damals weit verbreitete Herstellung von Leim aus der Mistel zum Vogelfang. Diese äusserst klebrige, fettlösliche Substanz ist verantwortlich für die Fixierung des Mistelsamens an der Rindenoberfläche. Sie ist verborgen in der grossen Masse des wässrig-aufquellenden und leicht süsslichen Polysaccharidschleimes der Mistelfrucht, der die Vögel zur Verbreitung der Mistel anlockt.

Sowohl der glitschige, wasserlösliche Polysaccharidschleim als auch der Haftung vermittelnde, wasserabstossende Leim sind also notwendig für die Verbreitung der Mistel. Zugleich aber gehören beide zu den pharmakologisch interessanten Substanzen der Mistel. Gut beschrieben sind immunmodulatorische Effekte der Mistelpolysaccharide, und im «Leim» der Mistel konnten Triterpene gemessen werden, denen ein ganzes Spektrum von pharmakologischen Wirkungen zugeschrieben wird.

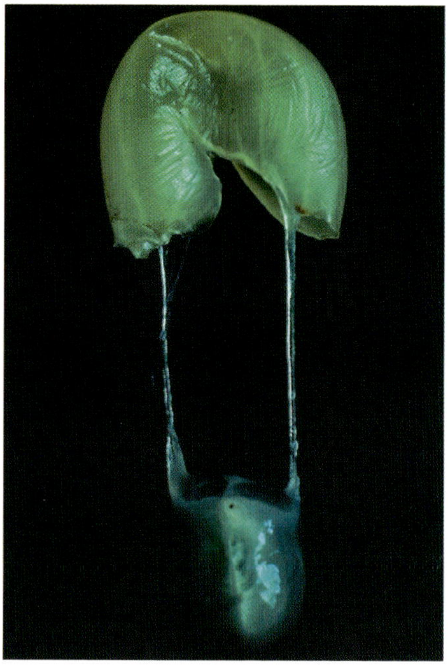

Bei der Befreiung des «Samens» aus der Mistelbeere tritt die Schleimsubstanz des Fruchtfleisches in Erscheinung. Der «Same» ist mit einem Schleimmantel umgeben, der zunächst noch mit langen Schleimfäden in Verbindung mit dem der Beerenhaut anhaftenden Schleimanteil bleibt.

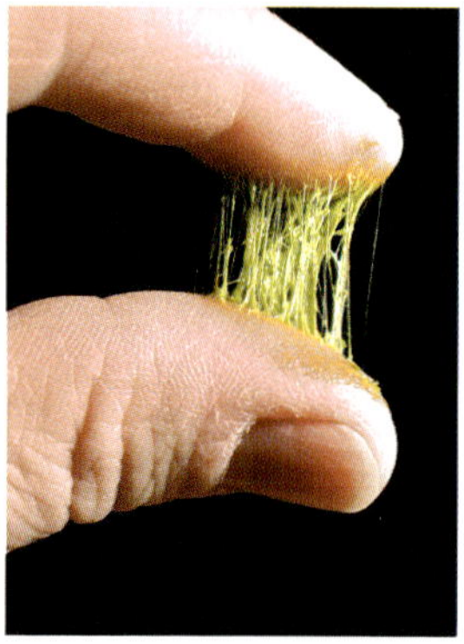

Aus der Mistel isolierter «Leim» zeigt eine ausserordentliche Klebrigkeit und lässt sich elastisch verformen.

Mistel – Spiel mit Gegensätzen

Viscotoxine sind an der durchlichteten Peripherie des Mistelbusches angehäuft und durchlaufen ihren Höhepunkt im Juni – eine zentrifugale Geste. Mistellektine dagegen sind in zentripetaler Weise auf das dunkle Zentrum der Mistel hin orientiert und zeigen im Dezember ihre höchste Konzentration. Peripherie und Zentrum, Licht und Dunkelheit, Sommer und Winter, Auflösung und Verdichtung stehen einander gegenüber. Diese in Raum und Zeit erscheinende Polarität findet sich in verwandelter Form auch in den pharmakologischen Prozessen der beiden «Wirksubstanz»-Gruppen.

Die polaren Erscheinungen einer Pflanze, die zentrifugalen Prozesse der Sprossentfaltung und die zentripetalen Prozesse der Wurzelbildung sind jedoch in der Mistel unterdrückt. Dies deutet auf einen kompensatorischen Zusammenhang zwischen Gestalt- und Substanzbildung.

Ein Bild für die Urpolarität von zentripetaler Verdichtung und zentrifugaler Auflösung findet sich im Äskulapstab, dem Symbol der Heilkunst. Um den verholzten Stab windet sich die bewegliche, aufwärtsstrebende Schlange, und in der Hand des Heilgottes Asklepios wird diese Polarität therapeutisch wirksam.

Durch pharmazeutische Prozesse wie Sommer- und Winterernte und entsprechende Verarbeitung der Extrakte wird diese Kräftepolarität der Mistel berücksichtigt und steht im Iscador dem Patienten als spezifisches Heilmittel zur Verfügung.

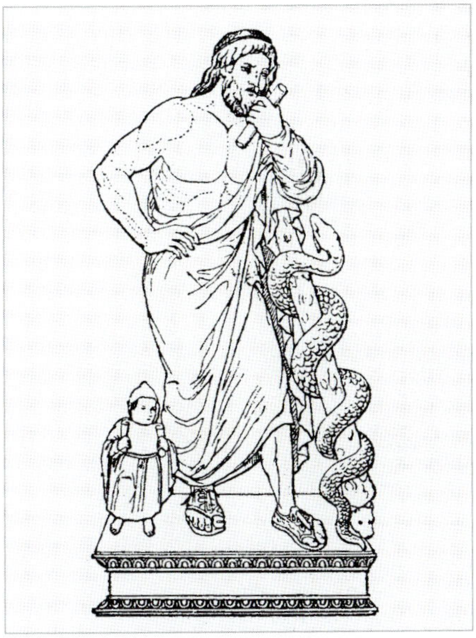

Asklepios mit dem Äskulapstab

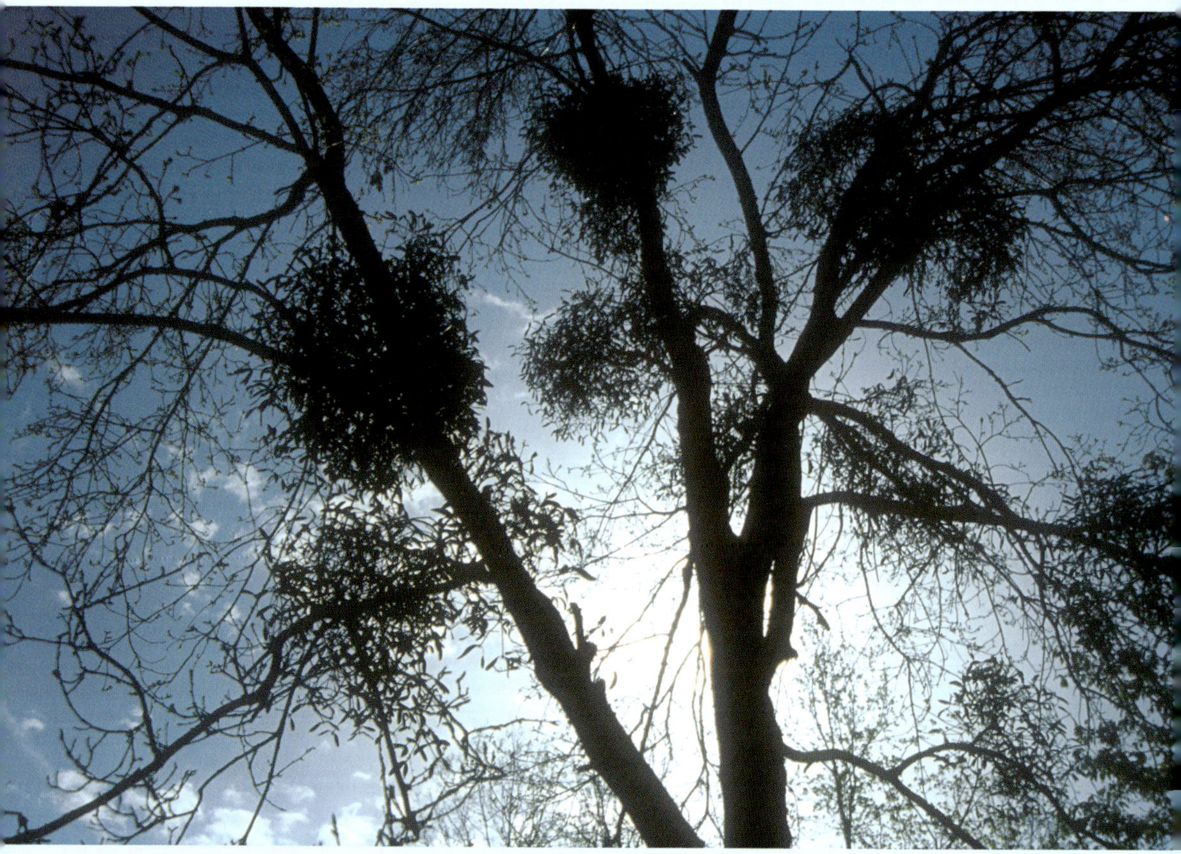

Ein Mistelkultus aus der Steiermark

Spuren keltischer Kultur und mündlich überlieferte Zeugnisse druidischer Gebräuche hat im letzten Drittel des 19. Jahrhunderts in der ehemaligen römischen Provinz Noricum (der heutigen Steiermark) der österreichische Sprachforscher Franz Ferk gesucht. Dabei stiess er auf folgende Schilderung der Mistelernte:

Wenn die Trunen [Druiden] Misteln sammeln gehen, so reitet der Hopatatsch, das ist der oberste unter ihnen, in schwarzem Gewande, auf einem schwarzen Rosse mit silbernem Zaum der Prozession voran. Ihm zur Seite reitet barfuss der Zeremonienmeister auf einem weissen Rosse mit goldenem Zaume. In der Hand trägt dieser eine goldene Sichel, die in einen Schlangenkopf endet. An Ort und Stelle angelangt, reiten sie dreimal um den «Mistelstrauch». Dann kommen die niederen Trunen mit einem grossen, schneeweissen Tuche und halten es ausgebreitet unter demselben. Nun reitet der Zeremonienpriester zum «Mistelbaum», verrichtet daselbst ein Gebet, zieht dann ein weisses Gewand an und schneidet mit einer goldenen Sichel, deren Griff er mit einem weissen Tuch umwickeln muss, den «Mistelstrauch» ab, der sodann von den unten stehenden Trunen in das grosse, weisse Tuch aufgefangen wird.

Ferk leitet die Bezeichnung «Hopatatsch» aus dem einheimischen Wortschatz ab: *«Unser hoppen – trippeln und das dialektische Adjektiv tatschi, tatschat, totschat, das gelenkweich bedeutet, ... lösen das Rätsel. Hopatatsch ist nach Inhalt und Form: der mit schwachen Füssen trippelnde Wintersonnengott.»*

Besonders wertvoll wird diese Schilderung durch die Polarität der Handelnden: Schwarz und Silber kennzeichnen den Hopatatsch als – eher passiven – Wintersonnengott, Weiss und Gold dagegen weisen den Zeremonienmeister als Sommersonnengott aus, der – wie bei Plinius – in der feierlichen Mistelernte die aktive Rolle übernimmt.

Quelle: Franz Ferk: «Über Druidismus in Noricum», k. k. Universitäts-Buchhandlung Leuschner & Lubensky, Graz 1877, S. 46 ff.

3 Von der Mistel zum Iscador

Ernte und Pflanzenverarbeitung

Mistelernte

Die Ernte der Mistel erfolgt zweimal im Jahr. Im Sommer, wenn die Pflanze auf dem Höhepunkt ihrer vegetativen Entfaltung steht, und im Winter, wenn ihre Entwicklung in Knospen und Früchten zur Ruhe und zu einem gewissen Abschluss gekommen ist.

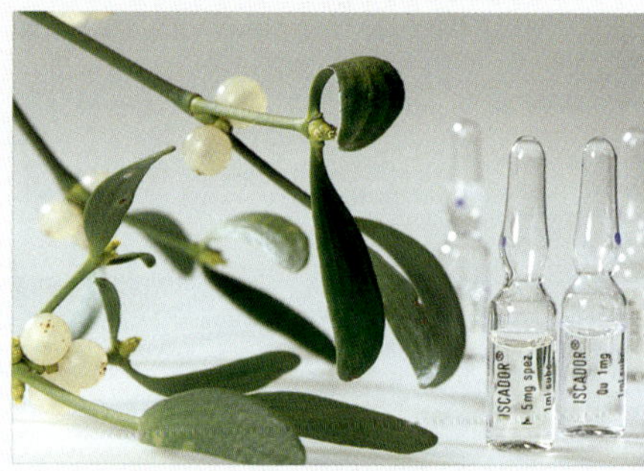

Da die Mistel durch den Wirtsbaum eine charakteristische Prägung erhält, die sich unter anderem in ihrem Substanzspektrum qualitativ und quantitativ nachweisen lässt (siehe S. 32 und S. 51), wird für jede Iscador-Sorte von dem entsprechenden Wirtsbaum geerntet.

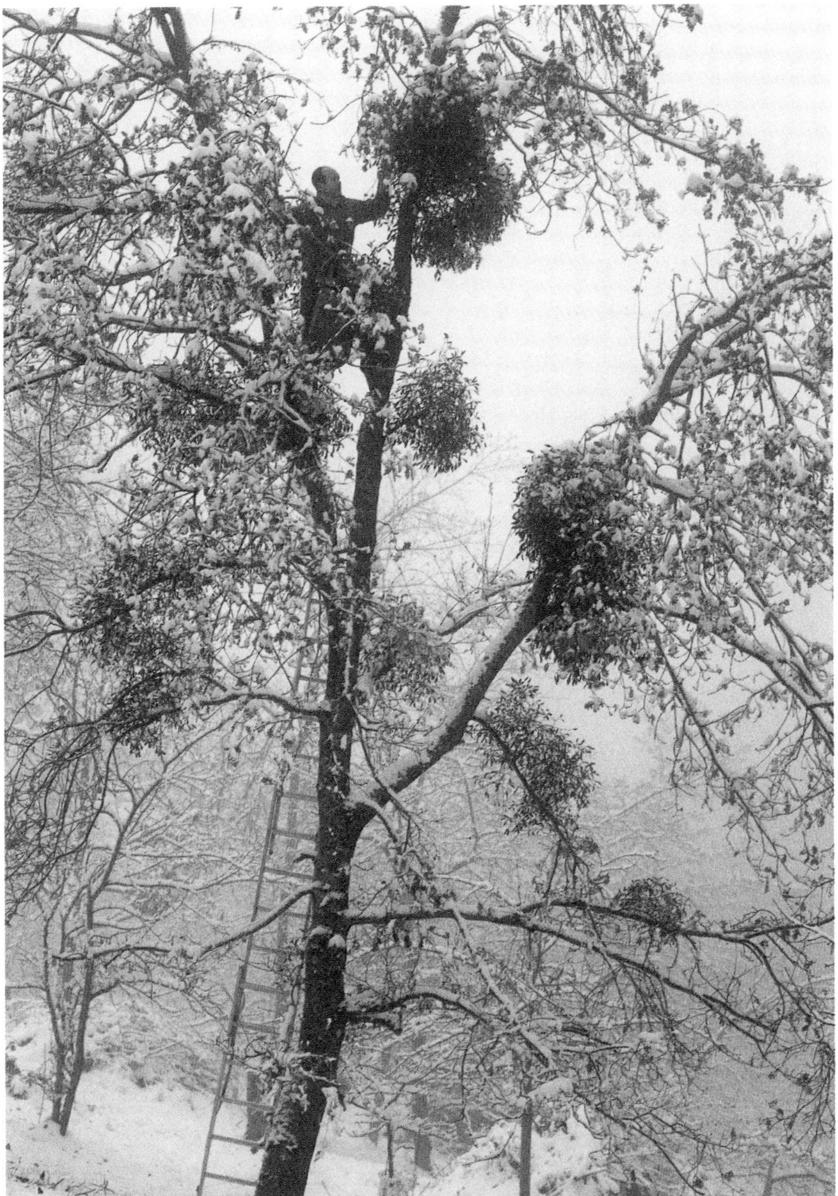

Winterernte auf einer Eiche

Bei der Apfelbaum- und der Kiefernmistel bilden die fast unerschöpflichen, wildwachsenden Bestände in Frankreich das Erntereservoir. Die Tannenmistel wird in der Schweiz geerntet.

Die äusserst seltenen misteltragenden Eichen und Ulmen dagegen müssen ständig betreut werden. So werden mistelempfängliche Eichen und Ulmen in grossem Umfang und mit viel Aufwand vom Institut Hiscia kultiviert.

Bei der Ernte werden die zu verarbeitenden Pflanzenteile vorsichtig aus den kostbaren Mistelbüschen herausgepflückt.

Verarbeitung der frischen Pflanze

Die gepflückte Pflanze wird nach der Ernte so schnell wie möglich nach Arlesheim in das Institut Hiscia gebracht. Dort wird die Mistel unter qualitativen Gesichtspunkten sortiert, und die Pflanzenteile werden für die weitere Verarbeitung ausgewählt. Es handelt sich dabei um die ein- bis zweijährigen Blätter, Stängel, Blüten und Fruchtanlagen und bei der Winterernte zusätzlich um die separat gepflückten reifen Beeren.

Die Pflanze wird mittels einer Walze zerquetscht und damit für die nachfolgende Extraktion mechanisch aufgeschlossen.

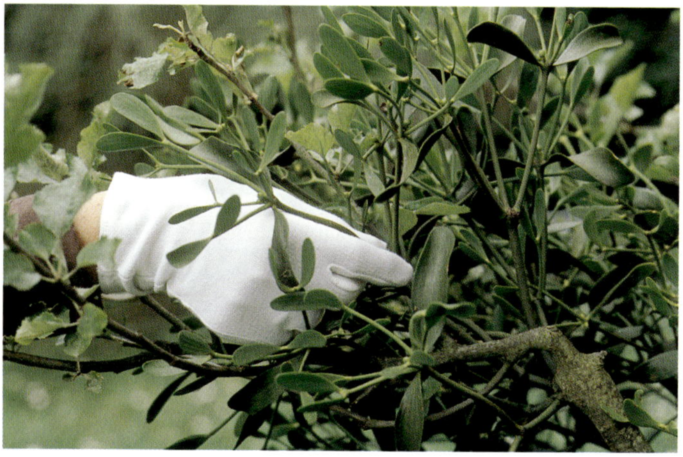

Pflücken der Mistelzweige

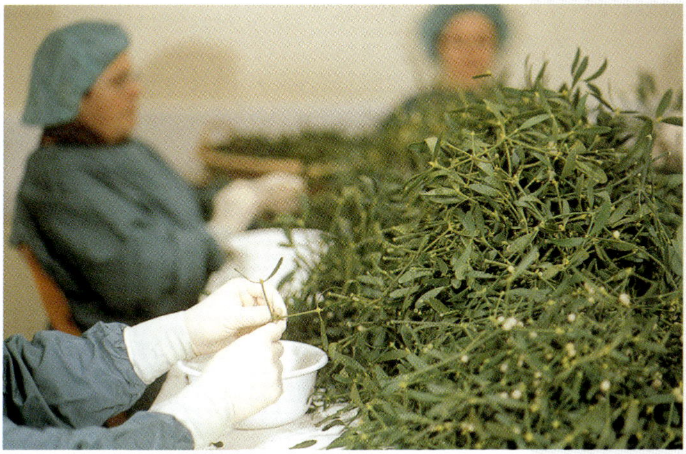

Verlesen der Pflanze

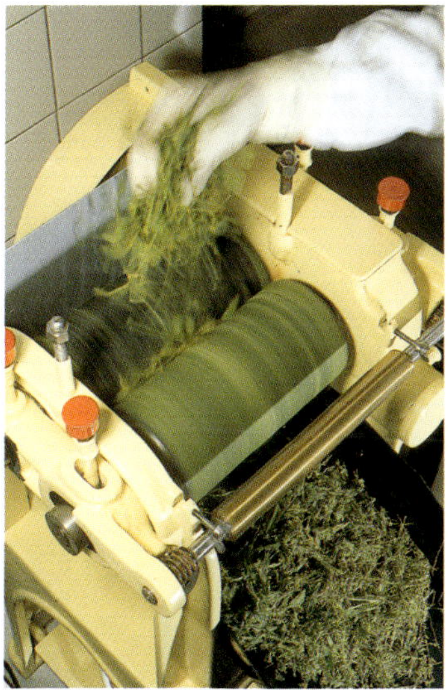

Walzen der Pflanze

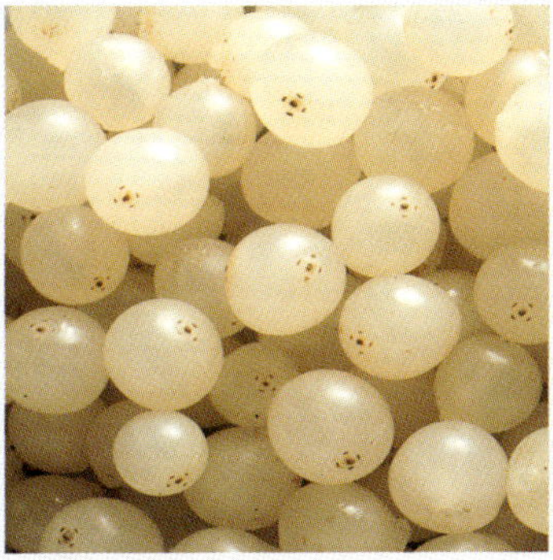

Mistelbeeren

Pharmazeutischer Prozess

Milchsaure Fermentation und Extraktion

Die gewalzte Pflanze wird mit Zusatz von speziellen Milchsäurebakterien einer milchsauren Fermentation unterworfen. Dadurch wird die Mistelpflanze weiter aufgeschlossen, und es entsteht der für Iscador charakteristische Mistelextrakt. Der wässrige Extrakt wird durch die gebildete Milchsäure weitgehend stabilisiert.

Die fermentierte Mistelmaische wird nach drei Tagen abgepresst, um die festen, unlöslichen Pflanzenreste vom Extrakt zu trennen.

Die milchsaure Fermentation wird jeweils im Sommer und im Winter durchgeführt, wobei die Mistelpflanzen nach Wirtsbäumen für die einzelnen Iscador-Sorten getrennt werden.

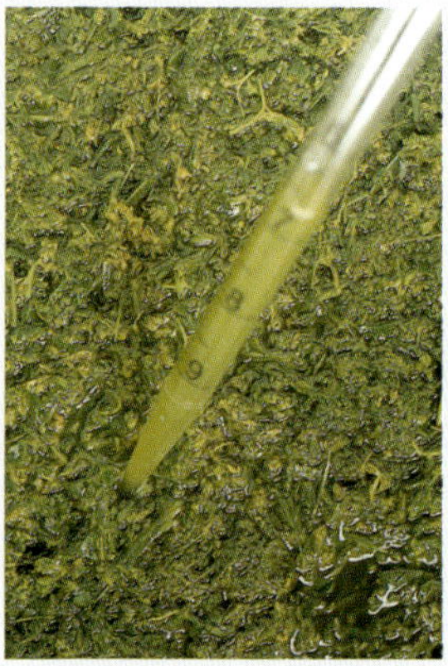

Mistelmaische

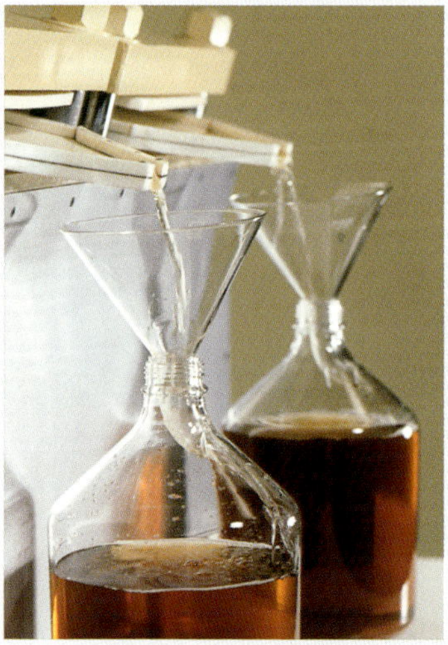

Abpressen des Mistelextraktes

Die folgende Abbildung zeigt den Verlauf der Säurebildung und die Änderung der Konzentration der für die Mistel typischen gelösten Proteine (Mistellektine und Viscotoxine) im Verlauf der Fermentation. Durch die Milchsäurebildung sinkt der pH-Wert in den sauren Bereich ab.

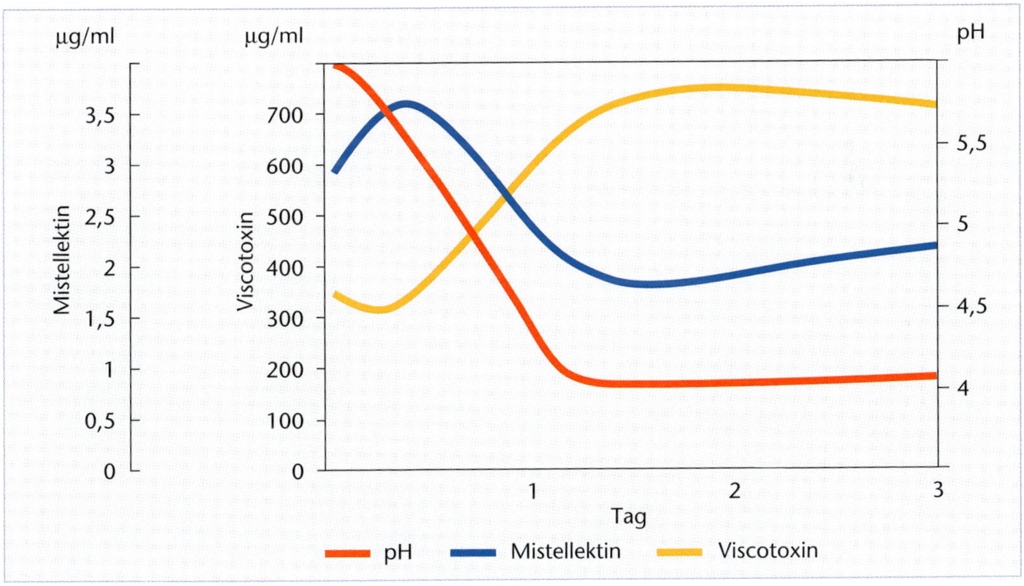

Veränderung des Mistelextraktes im Verlauf der Fermentation

Mischen der Sommer- und Wintersäfte

Die Extrakte von Sommer- und Wintermistel werden im Frühling und im Herbst durch einen anspruchsvollen technischen Vorgang zum Krebsmittel Iscador verarbeitet.

Der angewendete Mischprozess geht auf konkrete Hinweise von Rudolf Steiner zurück und ist ein charakteristischer Bestandteil des Iscador-Herstellungsverfahrens, durch den im Hinblick auf die therapeutische Wirksamkeit eine zusätzliche Qualität entsteht (siehe S. 68 ff.).

Im Institut Hiscia wurde für diesen besonderen Herstellungsschritt eine spezielle Maschine entwickelt. Ihr Prinzip beruht darauf, dass Sommer- und Wintersaft der Mistel sich im äusseren, hochgebogenen Rand einer rotierenden Titanscheibe intensiv durchdringen.

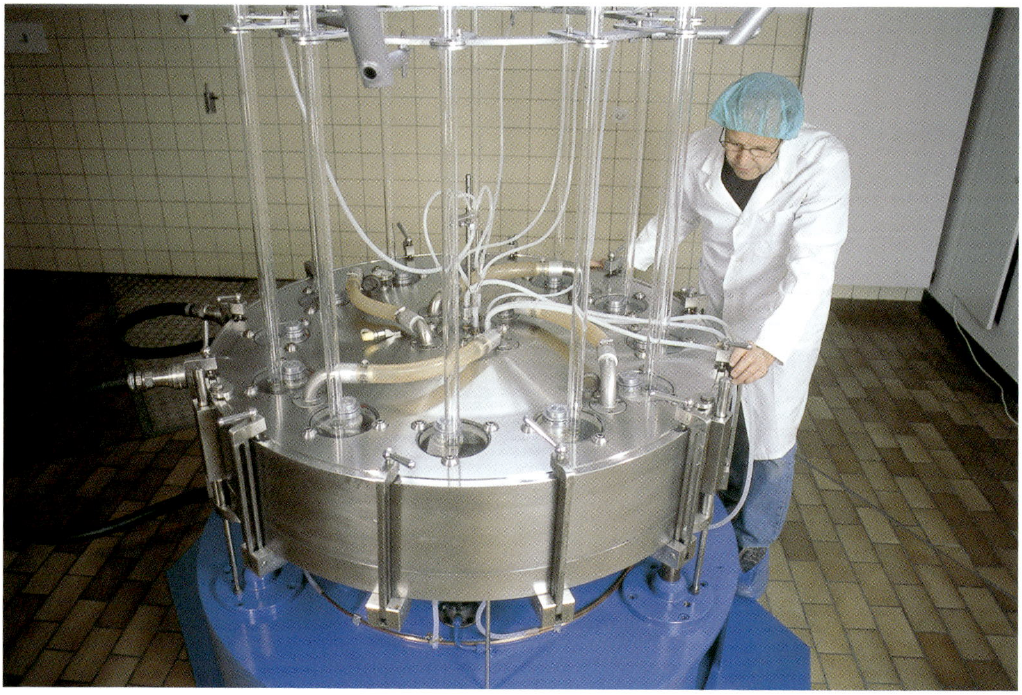

Iscador-Herstellungsmaschine

Diese Scheibe hat einen Durchmesser von 1 m und rotiert mit 10'000 Umdrehungen pro Minute. Das führt am Scheibenrand zu einer Geschwindigkeit von knapp 1'900 km/h und einer Fliehkraft von rund 55'000facher Erdbeschleunigung. Diese Umstände stellen extreme Ansprüche an die einzusetzende Verfahrenstechnik.

Der Sommersaft tropft aus 1 m Höhe durch 12 Tropfer vertikal in den Rand der Scheibe. Eine gleiche Menge Wintersaft wird kontinuierlich in die Scheibenmitte eingebracht und spreitet horizontal aus. Beide Säfte werden dann im Scheibenrand vereinigt.

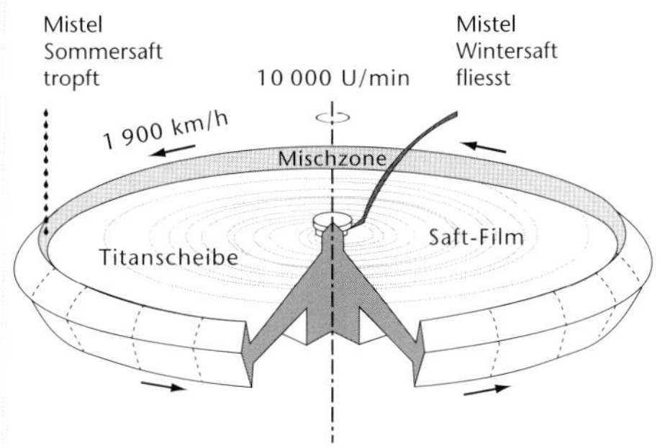

Schematische Darstellung des Mischprozesses

Fertigstellung des Medikamentes

Das so aus dem Mischprozess von Sommer- und Wintersäften der Mistel erhaltene Iscador-Konzentrat wird nun in einem weiteren Herstellungsgang zum fertigen Arzneimittel, den Injektionsampullen, verarbeitet.

Zuerst wird der Mistelextrakt mit isotonischer Kochsalzlösung auf die gewünschte Konzentration verdünnt. Wegen der empfindlichen Inhaltsstoffe wird auf eine Hitzesterilisation verzichtet. Statt dessen wird die Ampullierungslösung keimfrei filtriert. Anschliessend wird die Lösung in Ampullen abgefüllt.

Damit ist der Entstehungsweg des Iscador von der Mistelpflanze über die Ernte und die pharmazeutische Verarbeitung zum Medikament aufgezeigt.

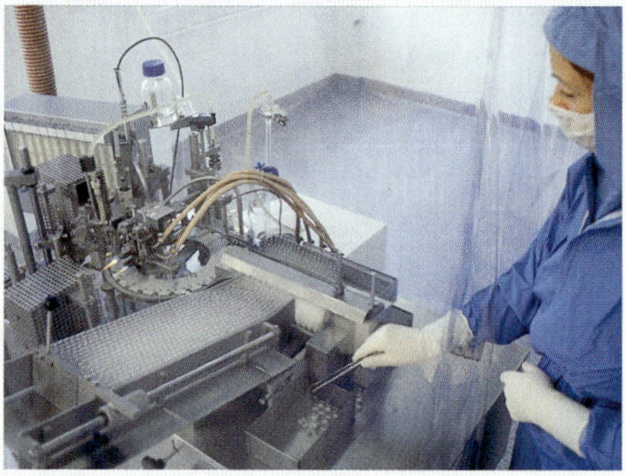

Ampullierung

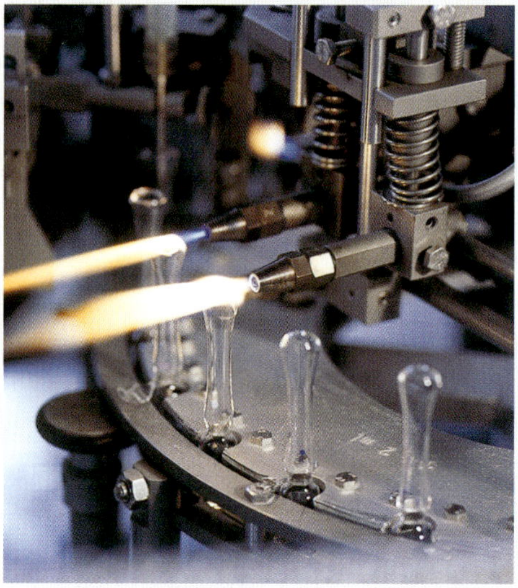

Aufbrennen der Leerampullen

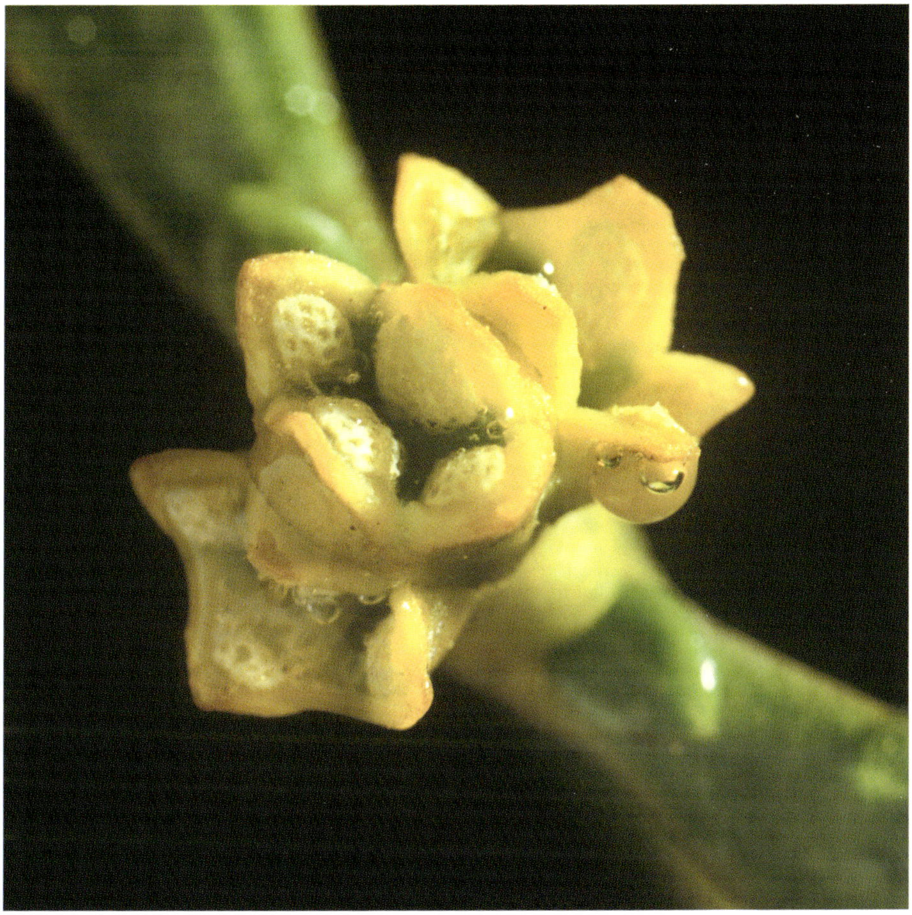

Qualitätskontrolle

Um eine gleichbleibende Qualität zu sichern, werden die Mistelextrakte umfangreichen Prüfungen unterworfen. Die folgende Übersicht zeigt die wichtigsten Parameter:

Stabilität und typische äussere Merkmale	Geruch, Geschmack, Aussehen und pH-Wert (Säuregrad)
Gleichbleibender Extraktgehalt	Brechungsindex, Trockenrückstand
Misteltypische Inhaltsstoffe	■ Proteine ■ Polysaccharide ■ Gesamtviscotoxine ■ Mistellektine
Biologische Aktivität	Zytotoxizität gegenüber Krebszellen

Bei den Mistelproteinen, denen grosse Bedeutung für die therapeutische Wirkung zukommt, stehen die Mistellektine und Viscotoxine im Vordergrund. Sie werden deshalb routinemässig bestimmt und sind die Basis für die Standardisierung des Iscador.

Die beiden Abbildungen auf der folgenden Seite zeigen die charakteristischen Unterschiede der verschiedenen Iscador-Sorten.

Da die Wirksamkeit eines Mistelpräparates durch Erhitzen verloren geht, muss durch umfangreiche technische Vorkehrungen und mikrobiologische Überwachung gesichert werden, dass ein keimfreies Injektionspräparat hergestellt wird.

Die Untersuchungen beginnen bei der Herstellung der Auszüge von Sommer- und Wintermistel, umfassen einerseits alle Substanzen und Geräte, die im Verlauf der Herstellung von Iscador benötigt werden, andererseits die umgebende Luft und die Herstellungsräume und reichen bis zur Sterilitätsprüfung der fertigen Ampullen.

Messung der Mistelproteine

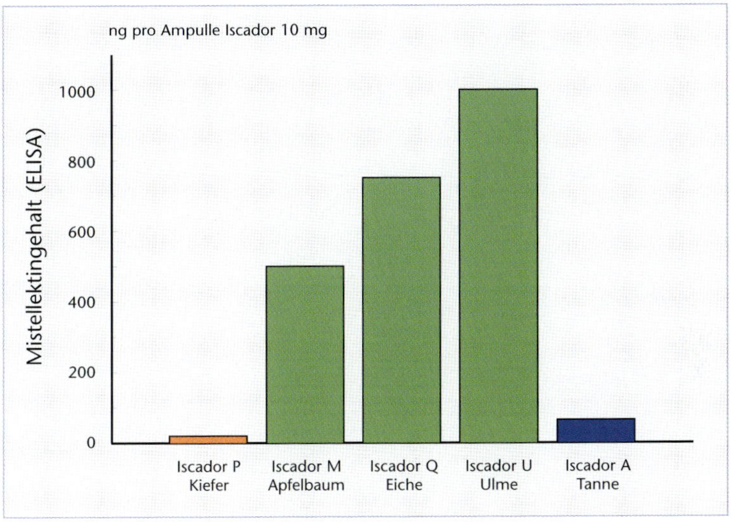

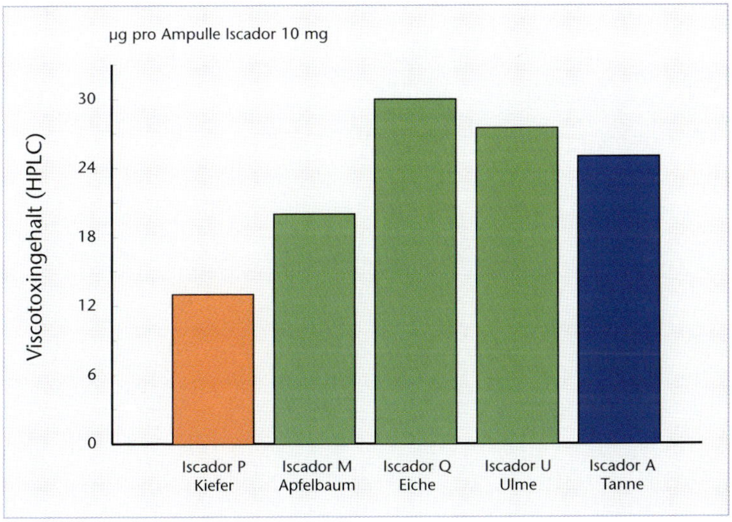

Bildschaffende Methoden

Steigbilder und Rundbilder

Die sogenannten Bildschaffenden Methoden vermitteln einen Eindruck der subtilen Stoff- und Kräftezusammenhänge eines Pflanzenauszuges. Bei schonender Extraktion können Qualitätsmerkmale der verwendeten Pflanzen in den Bildern wiedergefunden werden.

Bilder lassen sich vertikal aufsteigend (Steigbilder) oder horizontal ausspreitend (Rundbilder) in Chromatographiepapier, unter Zuhilfenahme von Metallsalzlösungen, entwickeln. Die methodische Arbeitsweise ist jeweils dem zu untersuchenden Extrakt anzupassen.

Die Bildbeurteilung verlangt eine vergleichend-morphologische Betrachtung. Diese wurde zuvor anhand von Reihenuntersuchungen mit gezielt veränderten Versuchsbedingungen erarbeitet.

Verlauf der Fermentation

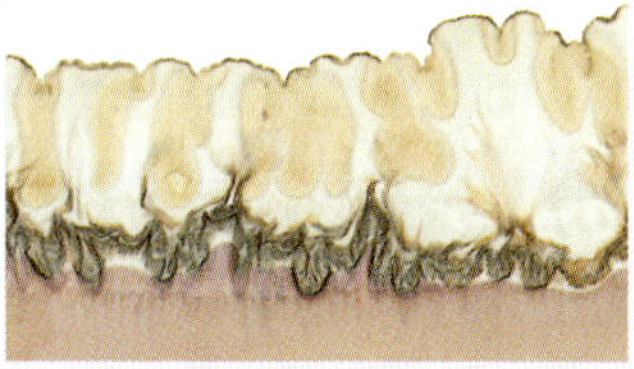

Vor der Fermentation

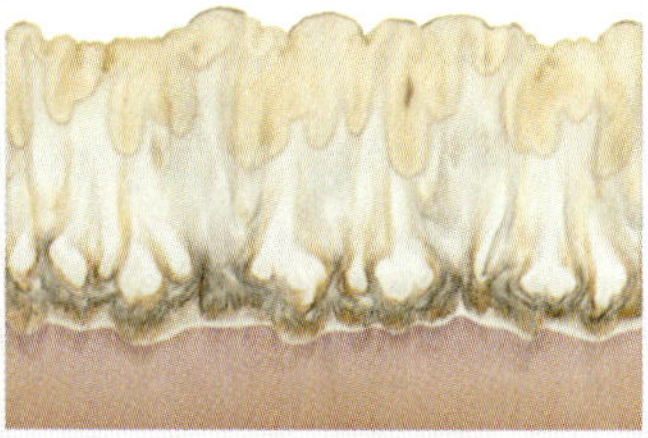

Während der Fermentation

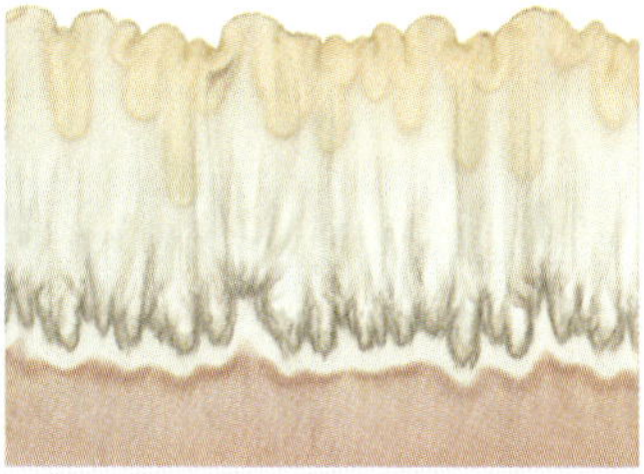

Nach Abschluss der Fermentation

Diese Steigbildreihe veranschaulicht die Veränderungen der Mistelsaftqualitäten im Verlauf der Fermentation. Die anfangs viskösen Mistelextrakte schliessen sich auf und werden bei sinkendem pH zunehmend dünnflüssiger. Das kommt in den differenzierter gestalteten und zugleich homogener erscheinenden Bildern zum Ausdruck.

Wirtsbaumcharakteristische Unterschiede

Bei diesen Rundbildern der frischen Blattextrakte verschiedener Wirtsbäume und deren Misteln, zusammen mit den zugehörigen Iscador-Sorten, ist vor allem auf das Verbindende innerhalb der Wirtsbaumgruppen zu achten: die kräftig gestaltete oder hervorgehobene Kernzone der Eichenbild-Reihe, die warm gefärbten, peripher ausgerichteten Bilder der Kiefern-Reihe, die zurückhaltenden, gleichmässig durchstrahlten Bilder der Apfelbaum-Reihe. Bestimmte qualitative Aspekte des Wirtsbaumes lassen sich über die Mistel bis zum Iscador verfolgen.

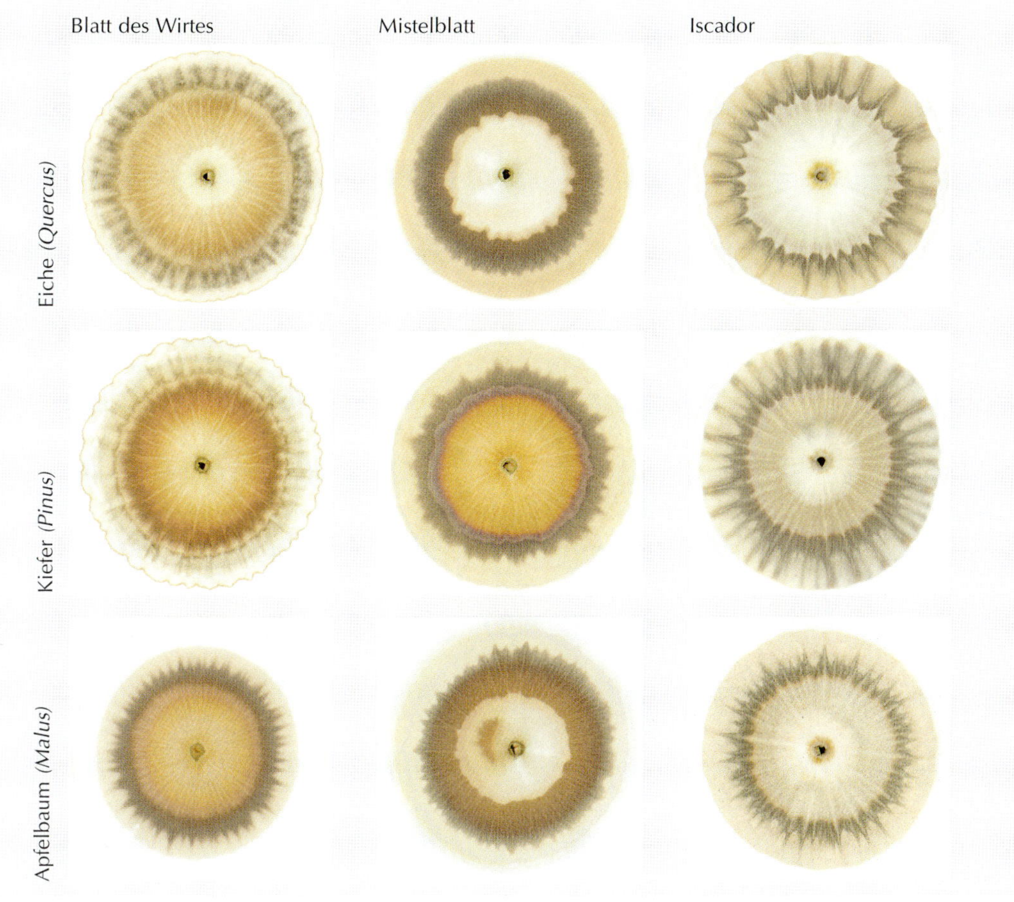

Vergleich der Rundbilder verschiedener Misteln (Eichen, Kiefern- und Apfelbaummistel) mit ihrem Wirtsbaum und der zugehörigen Iscador-Sorte.

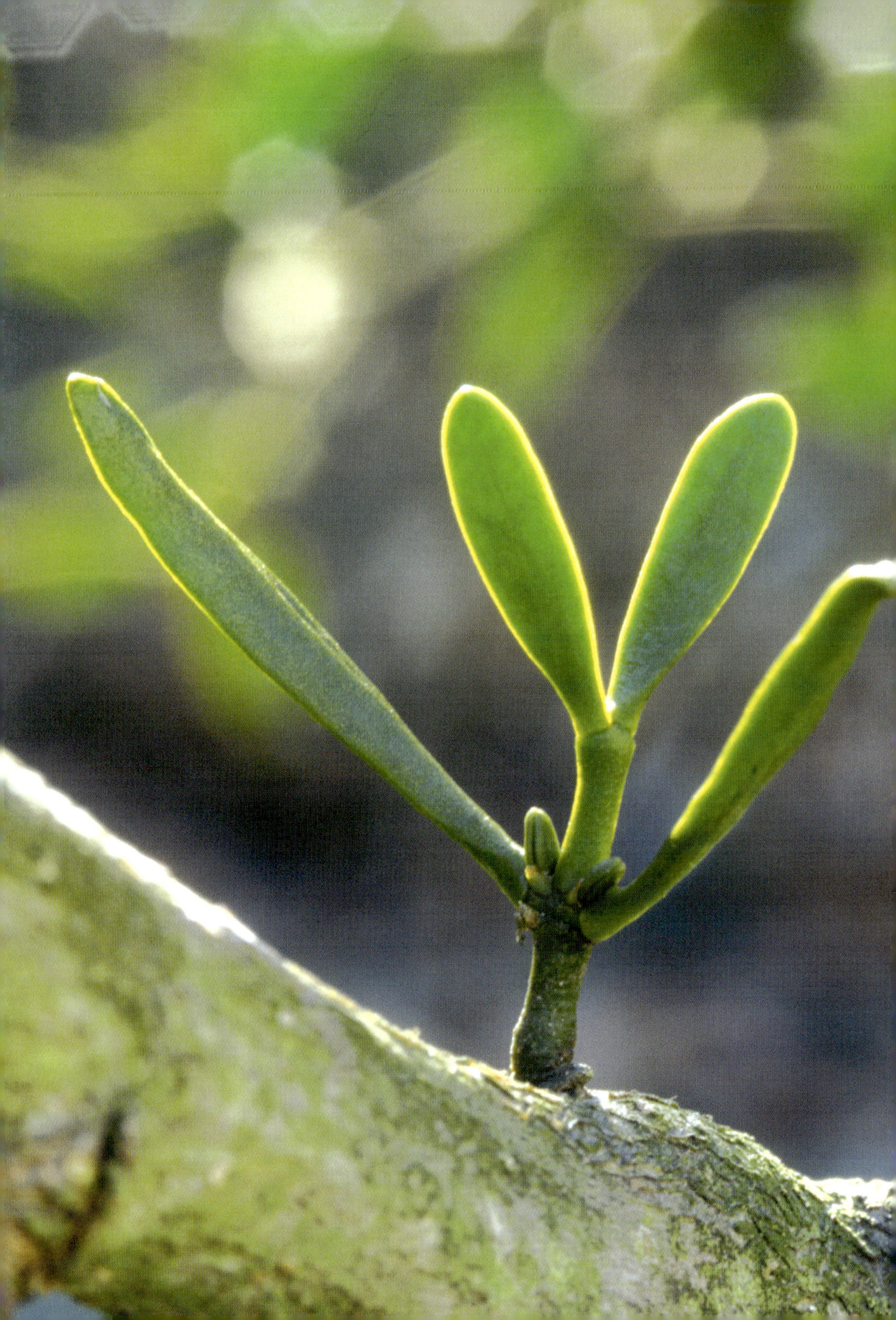

Der Baldur-Mythos

In der nordischen Mythologie bedienen sich zwei gegensätzlich gezeichnete Wesenheiten der Mistel, um den Götterliebling Baldur zu töten:

Und das ist der Anfang dieser Geschichte, dass Baldur, der gute, schwere Träume träumte, die seinem Leben Gefahr dräuten. Und als er den Asen seine Träume sagte, pflogen sie Rat zusammen und beschlossen, dem Baldur Sicherheit vor allen Gefahren auszuwirken. Da nahm Frigg [Baldurs Mutter] Eide von Feuer und Wasser, Eisen und allen Erzen, Steinen und Erden, von Bäumen, Krankheiten und Giften, dazu von allen vierfüssigen Tieren, Vögeln und Würmern, dass sie Baldur schonen wollten. Als das geschehen und allen bekannt war, da kurzweilten die Asen mit Baldur, dass er sich mitten in den Kreis stellte und einige nach ihm schossen, andere nach ihm hieben und noch andere mit Steinen warfen. Und was sie auch taten, es schadete ihm nicht; das erschien ihnen allen ein grosser Vorteil.

Aber als Loki, der Laufey Sohn, das sah, da gefiel es ihm übel, dass den Baldur nichts verletzen sollte. Da ging er zu Frigg nach Fensal in Gestalt eines Weibes. Da fragte Frigg die Frau, ob sie wüsste, was die Asen in ihrer Versammlung vornähmen. Die Frau antwortete: sie schössen alle nach Baldur; ihm aber schadete nichts. Da sprach Frigg: Weder Waffen noch Bäume mögen Baldur schaden: ich habe von allen Eide genommen. Da fragte das Weib: Haben alle Dinge Eide geschworen, Baldur zu schonen? Frigg antwortete: Westlich von Walhall wächst eine Staude, Mistel genannt, die schien mir zu jung, sie in Eid zu nehmen.

Darauf ging die Frau fort; Loki nahm die Mistel, riss sie aus und ging zur Versammlung. Hödur stand zu äusserst im Kreise der Männer, denn er war blind. Da sprach Loki zu ihm, warum schiesst du nicht nach Baldur? Er antwortete: Weil ich nicht sehe, wo Baldur steht; zum andern hab ich auch keine Waffe. Da sprach Loki: Tu doch wie andere und biete Baldur Ehre, wie alle tun. Ich will dich dahin weisen, wo er steht: so schiesse nach ihm mit diesem Reis. Hödur nahm den Mistelzweig und schoss nach Baldur nach Lokis Anweisung. Das Geschoss durchbohrte Baldur, dass er tot zur Erde fiel, und das war das grösste Unglück, das Menschen und Götter betraf.

Die Mistel wird ohne ihr eigenes Zutun in den Tod des Götterlieblings verwickelt. Die Kraft des blinden Hödur und Lokis Neid erst machten aus ihr das Werkzeug des Todes. Doch warum erschien Frigg, der Mutter des Baldur, die Mistel zu jung?

Quelle: «Die Edda III – Die Jüngere Edda des Snorri Sturluson».
Nach der Übersetzung und Auswahl von Karl Simrock. Reclam Verlag, Leipzig 1944, S. 55–59.

4 Iscador in der Therapie

Krebstherapie

Iscador als komplementäre Therapie

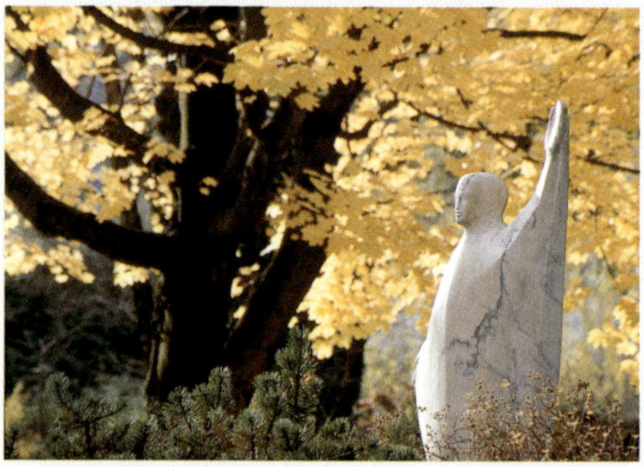

Iscador ist das am häufigsten angewandte Mistelpräparat, das auch als begleitendes Arzneimittel in der konventionellen Onkologie eingesetzt werden kann.

In jahrzehntelanger klinischer Erfahrung mit Iscador konnten viele Ärzte bei ihren Patienten eindrucksvolle Besserungen, deutlich verlängerte Überlebenszeit, Teil- und auch Vollremissionen und vor allem eine Verbesserung der Lebensqualität erleben (siehe S. 72).

Diese Wirkungen sind zum überwiegenden Teil auf die Fähigkeit des Iscador zurückzuführen, die gegen den Tumor gerichteten entzündlichen Abwehrprozesse des Patienten zu stimulieren. Andererseits können die Mistelsubstanzen auch durch selektive zelltoxische Wirkung die Tumorzellen direkt angreifen (siehe S. 67).

Wirkung von Iscador beim Krebspatienten

Iscador hat, wie beschrieben (siehe S. 30 ff.), ein grosses Spektrum verschiedener, zu einem grossen Teil schon erforschter Inhaltsstoffe, die im Mistelgesamtextrakt als Wirkstoffkomposition in einer gesetzmässigen Zusammensetzung vorliegen. Seine Wirkungen beim Patienten sind seit über 80 Jahren von den Ärzten empirisch beobachtet und in den letzten Jahrzehnten auch intensiv wissenschaftlich erforscht worden.

- Viscotoxine und Mistellektine können durch selektiv zelltoxische Wirkung die Tumorzellen direkt abtöten.
  Viscotoxine führen zur Zellauflösung oder Nekrose, Mistellektine zur nach innen gerichteten Selbstzerstörung der Zelle, zum «Selbstmord» oder zur Apoptose (siehe S. 66).
- Iscador regt das Immunsystem an, führt zu einer Zunahme der Killer-Zellen und der durch den Krankheitsprozess reduzierten Immunzellen (Anregung der körpereigenen Abwehr). Diese Wirkung wird den Mistellektinen zugeschrieben.
- Iscador bewirkt eine lokale entzündliche Reaktion und unter Umständen einen leichten Temperaturanstieg. Damit kommt es zu einer allgemeinen Durchwärmung des Organismus.
- Iscador schützt die Erbsubstanz (DNA) gesunder Zellen vor Zellgiften wie Zytostatika und Strahlen (siehe auch S. 70).

Daraus resultieren für den Patienten:

- Verlängerung der Überlebenszeit,
- Verbesserung der Lebensqualität,
- Besserung des Allgemeinbefindens mit Zunahme des Appetits und Verbesserung des Schlafs,
- verminderte Infektanfälligkeit,
- Verzögerung oder Vermeidung von Rezidiven und Metastasen ohne schädigende Nebenwirkungen,
- Verminderung tumorbedingter Schmerzen,
- Bessere Verträglichkeit einer Chemotherapie und/oder Bestrahlung.

Das Mistelpräparat Iscador wird als subkutane Injektion in einem rhythmischen Ablauf und in ansteigender Dosierung zwei- bis dreimal pro Woche, mit regelmässigen Pausen, injiziert. Diese Therapie kann ambulant verabreicht und durch den Hausarzt begleitet werden. In der Regel lernen die Patienten unter sorgfältiger Anleitung selbst zu spritzen.

Iscador in der anthroposophisch erweiterten Krebsbehandlung

Die Iscador-Therapie hat das Ziel, die Kräfte des Lebensleibes oder Ätherleibes des Patienten zu aktivieren und so gegen das Sonderleben des Tumors zu wirken (siehe S. 12). Sie ist eine integrative Therapie, bei der Heileurythmie und verschiedene künstlerische Therapien (Maltherapie, Plastizieren, Musiktherapie, therapeutische Sprachgestaltung), die auf das individuelle Bedürfnis des einzelnen Patienten abgestimmt sind, mit dem Heilmittel Iscador zusammenwirken.

Nur in diesem Kontext kann man von einer anthroposophisch erweiterten Krebsbehandlung sprechen, die den Patienten in seiner Gesamtheit im Körperlichen wie auch im Bereich der Lebenskräfte, des Seelischen und des Geistigen umfasst.

Sofern vom Patienten gewünscht und vom Arzt empfohlen, können im allgemeinen neben Iscador auch konventionelle onkologische Therapien zur Anwendung kommen. Denn die anthroposophische Krebsbehandlung ist keine Alternative zur naturwissenschaftlichen Medizin, sondern eine Erweiterung durch geistige Gesichtspunkte.

Ambulante und stationäre Therapie

Bei fortschreitender Erkrankung oder insbesondere auch zur Erholung nach der Primäroperation und zur Stärkung des Immunsystems und der Selbstheilungskräfte nach Chemotherapie und/oder Radiotherapie kann sich die Notwendigkeit eines Klinikaufenthaltes ergeben. Da sich die ernsten Probleme im Verlauf einer Tumorkrankheit oft erst nach einer meist unerlässlichen primären Operation zeigen, ist es wichtig, bereits zu diesem Zeitpunkt eine umfassende Therapie ins Auge zu fassen und die Weichen für die Zukunft zu stellen, um das erneute Auftreten der Krankheit in Form von Rezidiven oder Metastasen, wenn immer möglich, zu verhindern oder doch zu verzögern.

Hat der Patient sich einmal zu einer Iscador-Therapie entschlossen, so kann eine Optimierung im Hinblick auf eine individuelle Einstellung am besten während eines stationären Aufenthaltes in einer darauf spezialisierten anthroposophischen Klinik nach entsprechenden Laboruntersuchungen und nach Abklärung des Immunstatus erzielt werden.

Für diesen Fall steht als onkologische Spezialklinik mit jahrzehntelanger Erfahrung mit der Iscador-Therapie die **Lukas Klinik** in Arlesheim (Schweiz) zur Verfügung (siehe S. 84).

Daneben gibt es verschiedene Kliniken mit onkologischen Abteilungen, die Erfahrungen mit der Misteltherapie im allgemeinen und der Iscador-Therapie im besonderen haben (siehe S. 96). Im Falle einer ambulanten Behandlung wird die Einstellung über den niedergelassenen Arzt erfolgen müssen.

Iscador-Präparate von verschiedenen Wirtsbäumen und mit verschiedenen Zusätzen von potenzierten Metallsalzen eröffnen dem Arzt ein weites Spektrum an Möglichkeiten, um die Behandlung ganz auf die individuellen Bedürfnisse des einzelnen Patienten auszurichten. Die Wahl des Präparates und die Dosierung liegen dabei in den Händen des Arztes und richten sich nach dem Krankheitsbild.

Beim stationären Aufenthalt wird gleichzeitig mit der Iscador-Behandlung eine individuelle Begleittherapie mit Medikamenten der anthroposophischen Therapierichtung begonnen. Zudem wird eine erste Begegnung mit der Heileurythmie und künstlerischen Therapien im stationären Rahmen in intensiverer Weise möglich sein und den Zugang erleichtern.

Nach einer solchen Einleitungsphase während eines stationären Aufenthaltes sollte die Therapie ambulant unter regelmässiger Kontrolle des Hausarztes und des Klinikarztes, gegebenenfalls des Onkologen, weiter geführt werden.
Eine Iscador-Behandlung sollte auf jeden Fall durch einen damit vertrauten Arzt begleitet werden.

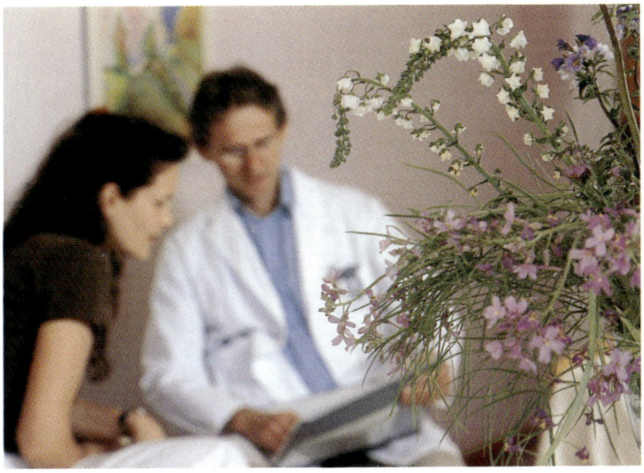

Praktische Hinweise zur Anwendung

Injektionstechnik

Das Mistelpräparat Iscador wird als subkutane Injektion in einem rhythmischen Ablauf und in einer ansteigenden Dosierung mehrmals pro Woche injiziert, in der Regel zwei- bis dreimal, mit regelmässigen Pausen nach der 7. oder 14. Injektion. Vorzugsweise sollte die Injektion am Morgen gegeben werden.

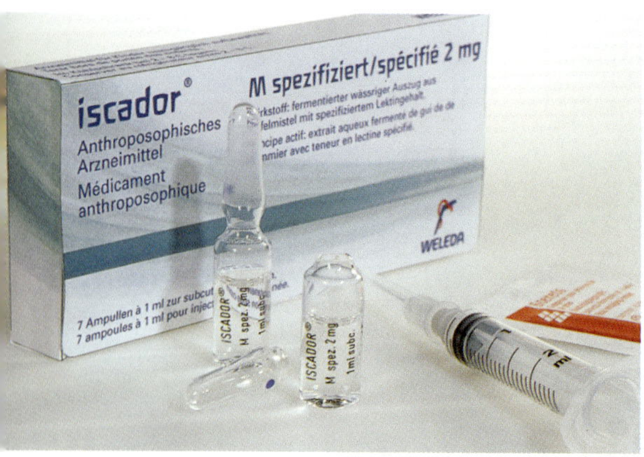

Für jede Injektion benötigt man:

- eine Iscador-Ampulle
- eine 1 ml oder 2 ml Spritze
- eine kurze, dünne Injektionsnadel
- Desinfektionsmittel
- Tupfer

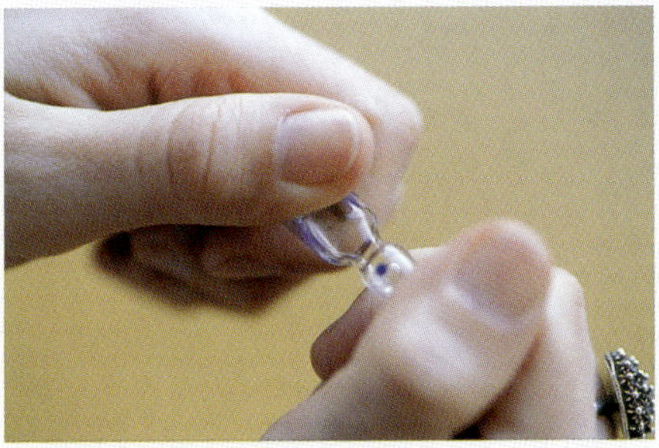

Öffnen der Ampulle

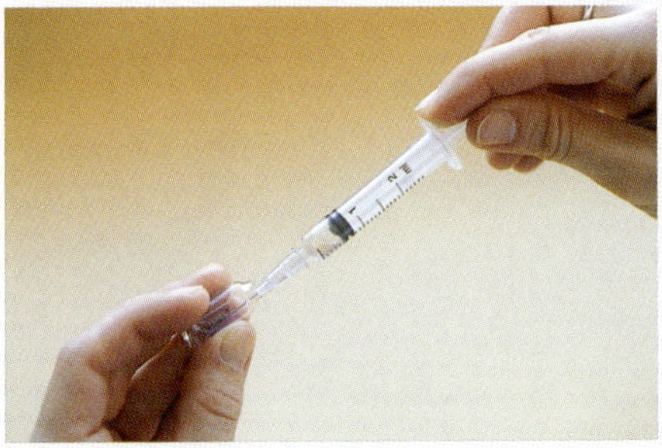

Aufziehen der Injektionsflüssigkeit

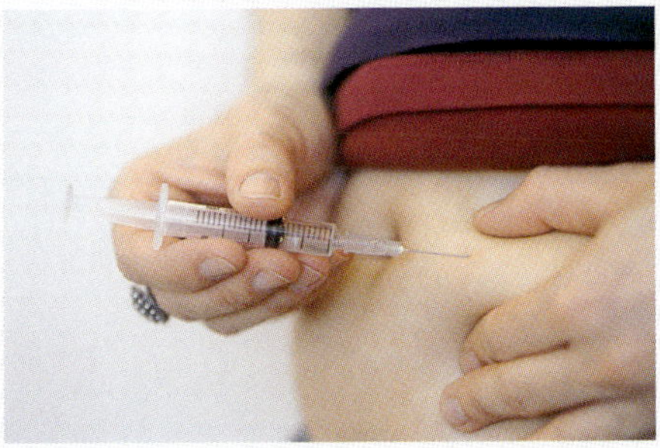

Injektion von Iscador subkutan

Die Ampulle wird aufgebrochen. Sie ist am Hals unter dem farbigen Punkt schon angesägt und kann leicht geöffnet werden. Dazu hält man den farbigen Punkt nach oben und knickt die Ampulle mit leichtem Druck nach hinten.

Iscador wird aus der Ampulle über die Nadel in die Spritze aufgezogen. Der Winkel zwischen Ampulle und Nadel sollte etwa 45° – 60° betragen. So kann problemlos die gesamte Iscador-Menge der Ampulle aufgezogen werden.

Vor der Injektion muss die überschüssige Luft aus der Spritze entfernt werden. Dazu wird die Spritze senkrecht mit der Nadel nach oben gehalten. Luftblasen, die sich am Boden der Spritze befinden, können durch leichtes Klopfen auf die Spritze nach oben befördert und dann durch langsames Drücken des Stempels entfernt werden.

Die Injektionsstelle wird normalerweise vom Arzt bestimmt. Die Injektion selber – ca. 1/2 cm tief unter die Haut – erfolgt nach sorgfältiger Desinfektion etwa 45° zur Hautoberfläche in eine Hautfalte, z.B. des Bauches. Mit dem Stempel wird die ganze Flüssigkeit hineingedrückt, danach kann die Nadel entfernt werden. Nach der Injektion sollte der Patient, wenn möglich, 15–30 Minuten ruhen. Bei entsprechend feinen Nadeln ist die Injektion im allgemeinen nicht schmerzhaft.

Allgemeinreaktion nach Injektion von Iscador

Nach der Injektion von Iscador kann es zu einer Temperaturerhöhung von $1/2$ – 1 °C kommen, die sich in der Regel innerhalb von 24 Stunden wieder normalisiert. Sie ist Ausdruck einer auch im Blutbild nachweisbaren Immunstimulation und ist aus dem anthroposophischen Verständnis der Krebserkrankung heraus ein erwünschter Effekt.

Lokale Entzündungsreaktion

Um die Injektionsstelle herum kann es zu einer leichten entzündlichen Reaktion mit deutlicher Rötung der Haut kommen, die unscharf begrenzt ist. Gleichzeitig kann Juckreiz und eine Druckempfindlichkeit auftreten.

10 Stunden nach der Injektion ist der Rand der Lokalreaktion flacher geworden und verschwindet langsam. Dabei kann sich das gerötete Areal weiter ausbreiten. Möglich ist eine vorübergehende Knotenbildung im Unterhautfettgewebe.

Die Lokalreaktion vermittelt ein Bild der Reaktionslage des Gesamtorganismus auf die Misteltherapie und wird zur individuellen Dosisfindung herangezogen.
Sie sollte im Durchmesser 3 – 5 cm nicht überschreiten. Kommt es unter der Therapie mit Iscador zu einer grösseren Lokalreaktion, wird in aller Regel die Dosis nach Rücksprache mit dem Arzt reduziert.

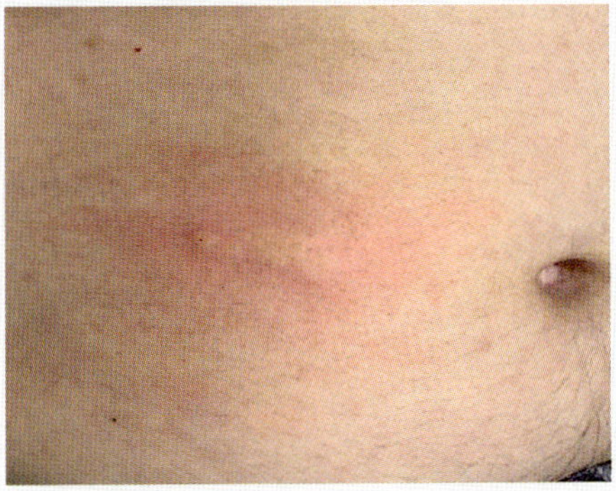

Deutliche Rötung der Haut um die Einstichstelle

Die immunmodulierende Wirkung hat in der Lokalreaktion ihren Ausgangspunkt. Die Rötung und Schwellung sollte daher nicht medikamentös unterdrückt werden. Die einzelnen Symptome treten allerdings nicht bei jedem Patienten und nicht bei jeder Injektion auf, meist nur bei höherer Konzentration des Iscador.

An einer Untersuchung an 15 gesunden Probanden und 46 Patienten konnte gezeigt werden, dass die subkutane Injektion von Iscador in etwa 61% der untersuchten Fälle zu einer lokalen Entzündungsreaktion führt. Hautrötung war mit etwa 56% das häufigste Symptom, gefolgt von Induration (27%), Juckreiz (19%), Schwellung (18%) und Überwärmung (9%).

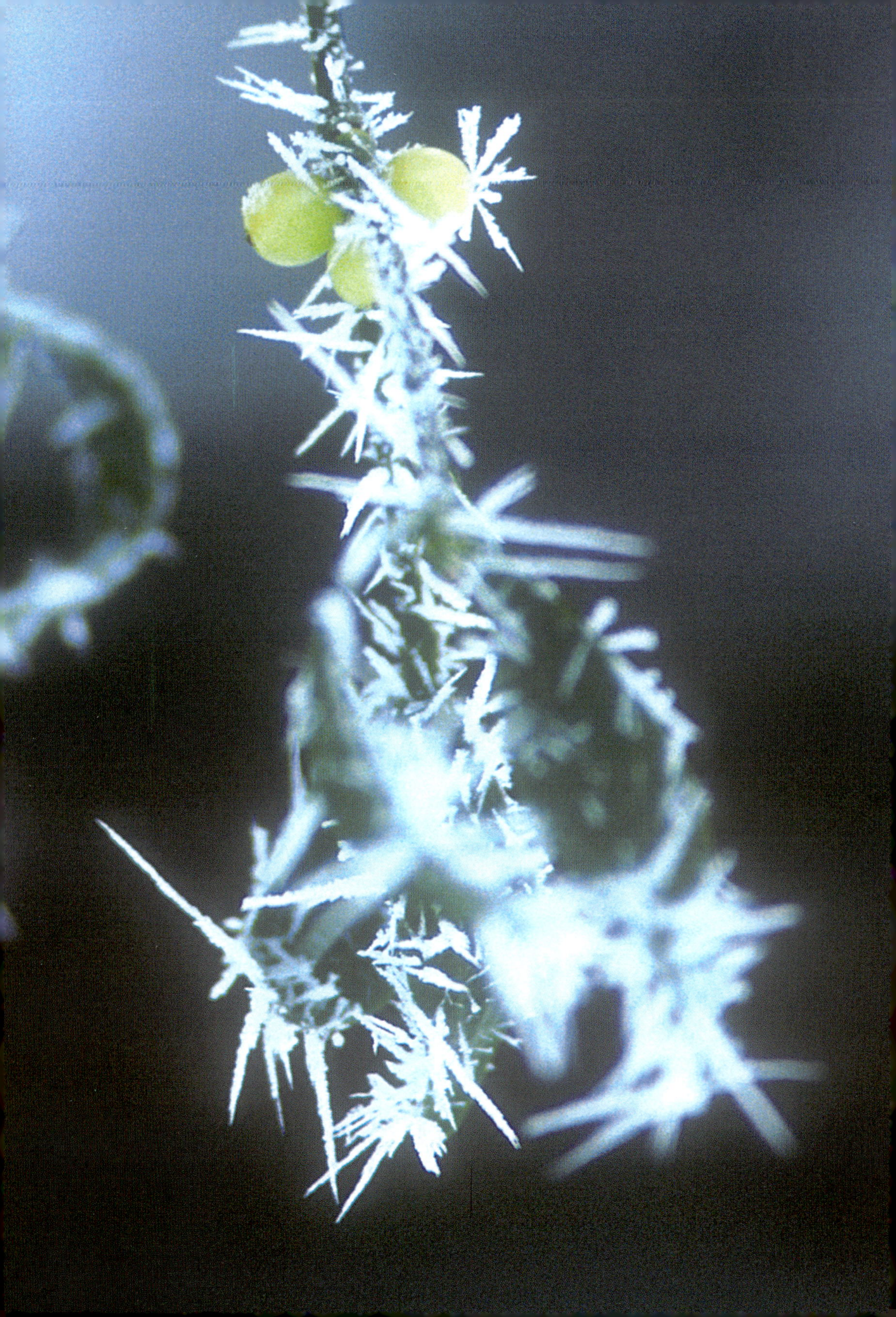

Der goldene Zweig des Aeneas

Die älteste mythologische Charakterisierung der Mistel stammt aus der «Aeneis», einem römischen Heldenepos. Darin zeigt der Dichter Vergil (70–19 v. Chr.), wie die Mistel als «goldener Zweig» den nach Erkenntnis Strebenden auf seinem gefahrvollen Weg schützen kann.

Als Aeneas in die Unterwelt gelangen will, um seinen verstorbenen Vater um Rat zu fragen, soll ihn die kumäische Sibylle führen. Die weise Frau ermahnt den Helden jedoch:

Leicht ist zum Avernus der Abstieg,
Nacht und Tag steht offen das Tor des düsteren Pluto.
Aber zurückzulenken den Schritt zu den Lüften des Himmels,
Leistung ist es und Last; nur wenige, huldvoll geliebt von
Jupiter oder von feuriger Kraft zum Himmel gehoben,
Göttersöhne leisteten dies; rings wuchern dort Wälder,
windet sich träge der Klagestrom in düsterem Bogen.
Brennt aber also dein Herz und drängt dich solches Verlangen,
zweimal den stygischen See zu befahren, zweimal zu sehn des
Tartarus Nacht, und lockt dich so das Unmass des Leidens,
nun denn, vernimm was zuvor noch zu tun: an schattigem Baume
birgt sich, golden an Blättern und biegsamem Schafte, ein Zweig, der
Juno des Abgrunds heilig genannt; ihn schützt und umhüllt der
ganze Hain, im dunklen Tal umschliessen ihn Schatten.
Keinem ist aber der Weg zur Erdentiefe gestattet,
eh er den goldenumlaubten Zweig vom Baume gepflückt hat.

Zwei weisse Tauben führen Aeneas zu dem goldenen Zweig:

Als sie nun kamen zum qualmumschwelten Schlund des Avernus,
hoben sie schnell sich empor und glitten durch lautere Luft zum
Sitz, dem ersehnten, auf doppelgestaltigem Baume, von dem mit
anderer Farbe wehendes Gold die Zweige durchflimmert;
wie in Wäldern zumeist in Mittwinters Froste die Mistel
grünt mit frischem Laub, dem Samen fremd ihres Baumes,
und mit goldgelber Frucht die glatten Stämme umwuchert,
solcher Gestalt wuchs grünendes Gold hervor auf der dunklen
Steineiche, knisterte zart im linden Winde das Goldblatt.
Gleich aber packt Aeneas und bricht begierig den zähen
Zweig und trägt ihn fort zum Haus der weisen Sibylle.

Der Abstieg in die Unterwelt ist eine Abfolge abenteuerlicher Prüfungen. Der Fährmann Charon, der verstorbene Seelen über den Fluss des Vergessens in die Welt der Entkörperten fährt, weigert sich, einen Lebenden wie Aeneas in den Kahn zu nehmen. Zornig brüllt er die Wanderer an, weil er den erneuten Raub der Proserpina fürchtet. Da entgegnet die Sibylle dem Tobenden:

Solcherlei Anschlag ist hier nicht geplant – darüber sei ruhig –
harmlos sind diese Waffen: der riesige Wächter mag ewig
bellend in seiner Grotte die blutlosen Schatten erschrecken;
und Proserpina hüte in Reinheit das Haus ihres Oheims.
Hier der Trojaner Aeneas, durch Sohnesliebe und Kriegsruhm
strahlend, steigt zum Vater hinab in der Unterwelt Dunkel.
Rührt dich der Anblick nicht so inniger Liebe des Sohnes,
hier diesen Zweig» – sie enthüllt den Zweig, den im Kleid sie geborgen –
«solltest du kennen!» Da sank ihm des Zornes Woge im Herzen;
sie aber schwieg; doch er sah staunend des Schicksalszweiges
hochzuverehrende Gabe, die lange nicht mehr geseh'ne,
wandte das bläulich dunkelnde Heck und nahte dem Ufer.

Auf Geheiss der Sibylle opfert Aeneas schliesslich den goldenen Zweig auf dem Altar der Göttin Proserpina, die in der unteren Welt herrscht.

Nimm deinen Weg, vollbring den begonnenen Auftrag.
Schnell denn voran! Schon seh ich den Burgring, der in Kyklopen-
werkstatt geschmiedet, sehe die vorn sich wölbende Pforte.
Dort hinterlegen wir, wie uns befohlen, hier diese Gabe.»
So nun gingen in gleichem Schritt sie im Dunkel der Wege
eilend die letzte Strecke dahin und nahten der Pforte.
Hurtig springt Aeneas zum Eingang, besprengt sich mit frischem
Wasser sodann und heftet den Zweig ganz vorn an die Schwelle.

Erst als dieses vollbracht und der Dienst an der Göttin erfüllt war,
kamen zum Orte der Freude, zu lieblich-leuchtender Grünung
glückgesegneter Haine sie hin, zu der Seligen Wohnsitz.
Fülle des Aethers umwebt das Gefild mit purpurnem Lichte,
eigene Sonne kennen sie hier und eigene Sterne.

Musaeus führt Aeneas zu Anchises, und in dem nun folgenden Gespräch weiht der Vater den Sohn in die Geheimnisse von Wiederverkörperung und Schicksal ein.

Da sprach Vater Anchises: Die Seelen, denen das Schicksal
neue Verkörperung schuldet, sie trinken an Lethes Gewässern
sorgenlösendes Nass und langes, tiefes Vergessen.
Dir von diesen zu sagen und dir sie vor Augen zu zeigen,
drängt es mich längst ...

Den Weg zu diesem Erkenntnisgespräch zwischen Vater und Sohn hat der «goldene» Mistelzweig geebnet.

Quelle: Vergil: «Aeneis». Herausgegeben und übersetzt von Johannes Götte und Maria Götte. Artemis & Winkler im Patmos Verlag GmbH & Co. KG, Düsseldorf/Zürich 2002 (10. Auflage), 6. Buch, S. 229, 233, 245, 257, 261.

5 Forschung

Präklinische Forschung

Iscador induziert das Absterben von Krebszellen

Tumorzellen haben nicht nur die Eigenschaft, sich übermässig zu vermehren, sondern haben auch verlernt zu sterben. Das Absterben von Zellen ist aber die Voraussetzung für die Erhaltung der Gestalt und Funktion des menschlichen Organismus. Iscador kann auf verschiedenen Wegen Signale auslösen, die zum Tod der Zellen führen [Übersicht in BÜSSING 2000].

Apoptose: Iscador kann die Selbstzerstörung der Zellen (Apoptose) auslösen. An dieser Wirkung sind die Mistellektine beteiligt.

Nekrose: Iscador kann auch zur Zellauflösung (Nekrose) führen. Diese Wirkung wird auf eine Zerstörung der Zellmembran durch Viscotoxine zurückgeführt.

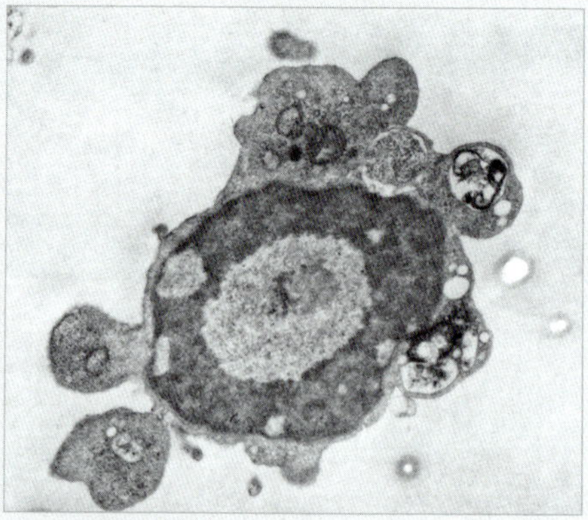

Apoptotische Zellen

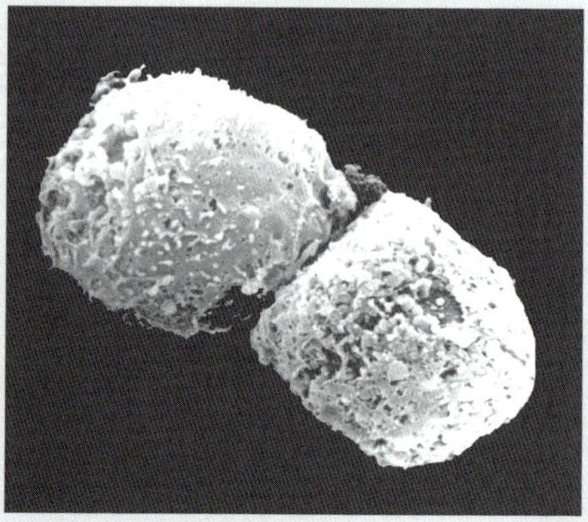

Nekrotische Zellen

Klinische Relevanz: Die direkte Toxizität von Mistelpräparaten auf Tumorzellen ist bei Dosierungen zu erwarten, die bei lokaler Applikation angewendet werden, z.B. bei den mit gutem Erfolg durchgeführten Iscador-Instillationen bei karzinomatösen Pleuraergüssen [SALZER und POPP 1990] und beim Blasenkarzinom [SCHAEFERMEYER 1996]. In den allermeisten Fällen ist jedoch eine subkutane (evtl. intravenöse) Applikation der Mistelpräparate angezeigt, die auf eine Beeinflussung der immunologischen Reaktionslage des Organismus zielt.

Das Wachstum von Blasenkarzinomzellen wird durch Iscador dosisabhängig gehemmt. Für die vorliegende Untersuchung wurde eine Blasenkarzinom-Zelllinie in Nährmedium kultiviert, während 2 Stunden mit Iscador behandelt und nach der Entfernung des Iscadors das Wachstum der so vorbehandelten Zellen gemessen. Ein 2-stündiger Kontakt der Tumorzellen mit dem Iscador entspricht der Dauer einer Iscador-Instillation in die Blase beim oberflächlichen Blasenkarzinom.

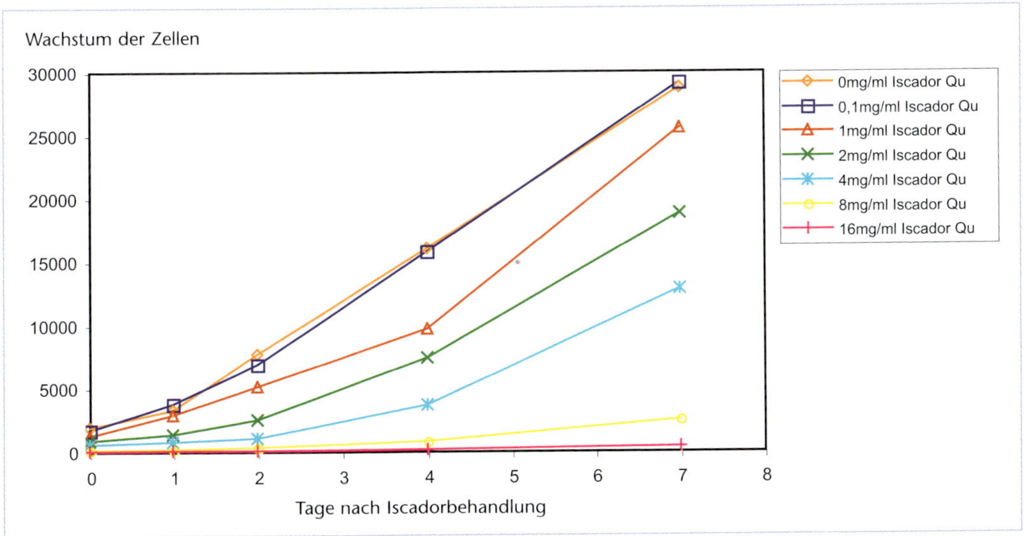

Tage des Zellwachstums

Untersuchungen zum Iscador-Maschinenprozess

Durch eine intensive Verwirbelung der Sommer- und Wintermistelsäfte auf der Iscador-Herstellungsmaschine (siehe S. 44) wird eine homogene Durchmischung und ein stofflich ausgewogenes Präparat erzielt. Darüber hinaus sollen durch diesen speziellen Verarbeitungsschritt aber auch nicht-stoffliche Informationen gleichsam eingeprägt werden, welche die Wirksamkeit der Mistel ergänzen und verstärken.

Aufgrund der geisteswissenschaftlichen Forschungen Rudolf Steiners müssen die Kräfte, die im Mistelbildungsprozess wirken, in der pharmazeutischen Verarbeitung durch den Mischvorgang zu einem neuen, andersartigen «Aggregatsprozess» umgestaltet werden, um die Wirkung des Mistelextraktes zu steigern. Erst durch diesen aufwändigen Mischprozess entsteht dann das spezifische Heilmittel zur Behandlung der Krebskrankheit [Steiner 1924].

Für die Qualitätskontrolle und die weitere Optimierung dieses Verarbeitungsschrittes ist es unabdingbar, die den Mistelextrakten eingeprägten Strukturen nachzuweisen. Um auf Tierversuche verzichten zu können, wurde die Wirkung von Mistelextrakten auf Pflanzentumoren untersucht.

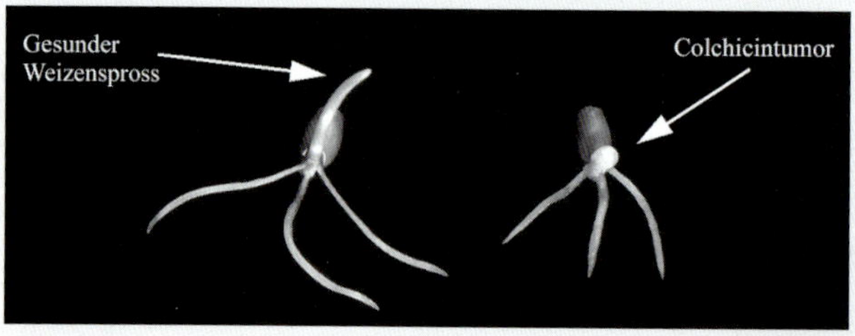

Die Anwendung von Colchicin führt bei Weizenkeimlingen zum Wachstum von «Colchicintumoren» (rechts) – anstelle der normalen Sprossbildung (links).

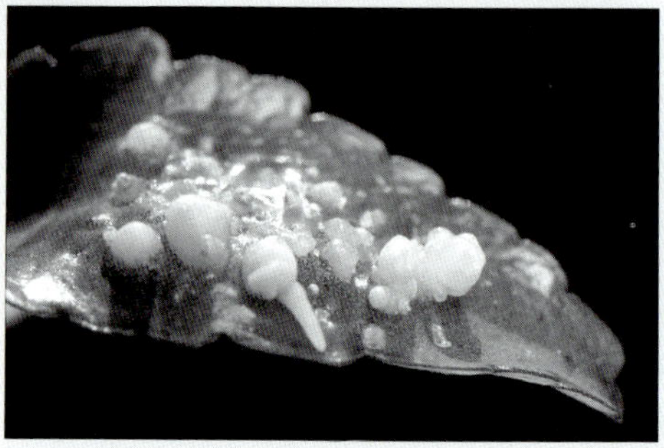

Die Infektion der Blätter von *Kalanchoe daigremontiana* mit dem Bakterium *Agrobacterium tumefaciens* führt zur Bildung von Tumoren.

Sowohl bei chemisch induzierten Tumoren («Colchicintumoren», *siehe Abbildung*) als auch bei bakteriell induzierten Tumoren («Crown-Gall-Tumoren», *siehe Abbildung*) führt die Anwendung der Iscador-Herstellungsmaschine zu einer deutlichen Wirkungssteigerung der Mistelextrakte: Das Tumorwachstum wurde durch das maschinell verarbeitete Iscador deutlich stärker gehemmt als durch eine nicht maschinell gemischte Vergleichsprobe (unbehandelter Mistelextrakt).

In den folgenden beiden Abbildungen sind die Resultate graphisch dargestellt [Flückiger und Baumgartner 2003; Baumgartner et al. 2005].

Hieraus kann gefolgert werden, dass die Struktur, welche dem Iscador durch die maschinelle Verarbeitung aufgeprägt wird, zu einer Steigerung der Wirksamkeit beiträgt. Iscador ist damit nicht nur ein Pflanzenextrakt, sondern ein spezifisches Heilmittel der Anthroposophischen Medizin.

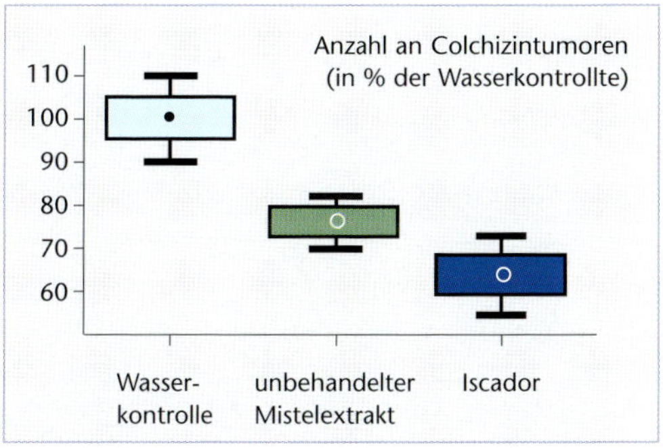

Verstärkte Hemmung der Bildung von Colchicintumoren durch Iscador (im Vergleich zur Wasserkontrolle und zu unbehandeltem, d.h. nicht maschinell gemischtem Mistelextrakt).
Dargestellt ist der Mittelwert und die Streuung aus 14 Experimenten.

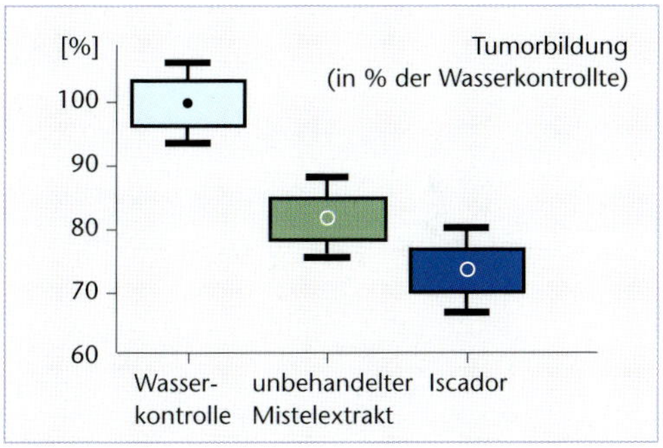

Verstärkte Hemmung der Bildung von bakteriell induzierten Pflanzentumoren durch Iscador (im Vergleich zur Wasserkontrolle und zu unbehandeltem, d.h. nicht maschinell gemischtem Mistelextrakt).
Dargestellt ist der Mittelwert und die Streuung aus 6 Experimenten.

Klinische Forschung

Immunologie und DNS-Reparatur

Die Forschung ist schon früh darauf gestossen, dass Iscador Funktionen des Immunsystems aktivieren und damit das Tumorwachstum indirekt beeinflussen kann. Zu diesen Funktionen gehören namentlich Faktoren des zellulären Immunsystems: Anzahl respektive Aktivität von sogenannten Fresszellen (Granulozyten und Makrophagen), natürlichen Killerzellen, Eosinophilen und T-Helferzellen [Übersicht in Büssing 2000].

Aber auch verschiedene lösliche Faktoren, die auf eine durchaus erwünschte Entzündungsreaktion hinweisen (Akutphase-Proteine, Zytokine), sind gemessen worden.

Ein damit zusammenhängender, leichter Anstieg der Körpertemperatur ist ein Zeichen für eine Abwehrreaktion des Körpers.

Eine Schädigung der Erbsubstanz DNS wird als Auslöser für die Entstehung eines Tumors betrachtet. Besondere Beachtung verdient deshalb die Beobachtung, dass Iscador die DNS vor Schäden durch Bestrahlung und Chemotherapeutika schützen kann. Zudem wurde eine Verbesserung der Reparatur bereits geschädigter DNS bei Patientinnen, die mit Iscador behandelt wurden, nachgewiesen [Kovacs et al. 1991].

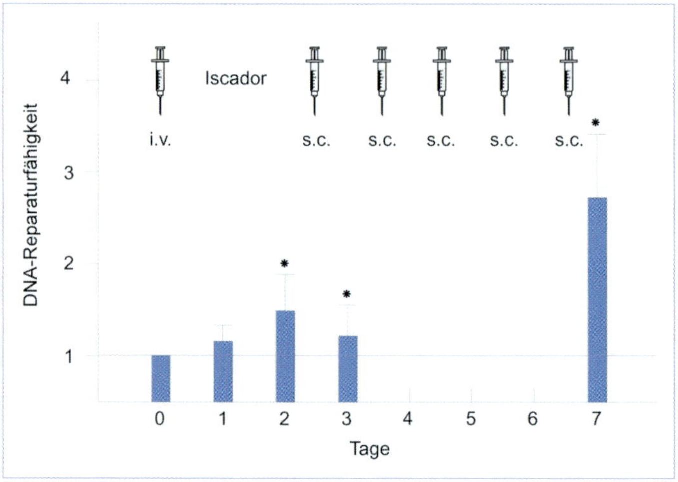

Zunahme der DNS-Reparaturfähigkeit von Lymphozyten bei Brustkrebspatientinnen während eines Behandlungsversuches mit Iscador; am Tag 0 erfolgte eine erste intravenöse (i.v.) Iscador-Injektion und von Tag 2 bis 6 täglich eine subkutane (s.c.) Injektion.
*: statistisch signifikant ($p < 0.05$).

Iscador in der klinischen Forschung

Im Zentrum der klinischen Forschung steht das Verhältnis des Arzneimittels zum erkrankten Menschen, eingebettet in die Zuwendung des Arztes und der Pflegenden. Das Arzneimittel, hier das Mistelpräparat Iscador, wird in seinem klinischen Wirkungsspektrum und seinen Anwendungsmöglichkeiten untersucht. Im Vordergrund stehen Auswirkungen auf Lebensqualität und Lebensdauer, dann aber auch auf Tumorprogression, Reduktion krankheitsbedingter Symptome und Verringerung von Nebenwirkungen konventioneller Therapien wie Chemo- und Radiotherapie. Eine neuere Untersuchungsrichtung beschäftigt sich mit dem Einsatz von Iscador zur Neutralisierung der Immunsuppresssion während einer Narkose und anschliessenden Operation.

Zu den klassischen Indikationen einer Iscador-Therapie gehören solide Tumoren, insbesondere Karzinome der Brust und des Magen-Darm-Trakts, Karzinome im Urogenitalbereich, Bronchialkarzinome und maligne Melanome. Es sind jedoch auch gute klinische Ergebnisse bei Lymphomen, insbesondere Non-Hodgkin-Lymphomen, zu verzeichnen.

Vielversprechende neue Indikationen umfassen Präkanzerosen (Zervixdysplasie), gutartige Neubildungen (Endometriosen, Myome), Hepatitis C sowie die Verminderung grippaler Infekte bei gesunden Probanden und geriatrischen Patienten.

Eine Zusammenstellung aller Ergebnisse der klinischen Forschung mit Mistelpräparaten bis zum Jahre 2003 findet sich im Buch «Die Mistel in der Onkologie» von G. Kienle und H. Kiene und in verschiedenen Übersichtsarbeiten derselben Autoren (siehe Literatur, S. 78).
Eine Einführung in die neuere Forschung mit Iscador im Besonderen wurde in zwei Aufsätzen von R. Ziegler in der Zeitschrift «Mistilteinn» publiziert [Ziegler 2004].

Überlebenszeitverlängerung durch Iscador

Kolon-, Rektum-, Magen-, Mamma- und Bronchialkarzinome: In einer von R. GROSSARTH-MATICEK (INSTITUT FÜR PRÄVENTIVE MEDIZIN, EUROPÄISCHES ZENTRUM FÜR FRIEDEN UND ENTWICKLUNG DER VEREINTEN NATIONEN, Heidelberg) durchgeführten prospektiven Studie wurde die Wirksamkeit einer langfristigen Behandlung mit Iscador zusätzlich zu den konventionellen Behandlungen wie Operation, Bestrahlung und Chemotherapie untersucht. Mit einer Dauer von mehr als 25 Jahren handelt es sich dabei um eine ausserordentlich langfristige Studie.

«Matched Pairs»: Die Wirksamkeit der Iscador-Behandlung wurde anhand von 622 Patienten-Paaren untersucht, die in Bezug auf Alter, Geschlecht, Tumorart und -stadium sowie sonstige medizinische Behandlungen – ausser eben Iscador – exakt vergleichbar waren, eben «gematcht» sind. Dies bedeutet, dass es in jedem solchen Paar einen Patienten gab, der komplementär zur konventionellen Behandlung eine Iscador-Therapie erhielt, während der entsprechend «gematchte» Partner mit denselben konventionellen Therapien behandelt wurde, jedoch ohne irgendeine Misteltherapie zu erhalten.

Für die mit Iscador behandelten Patienten wurde eine signifikante Verlängerung der durchschnittlichen Überlebenszeit über alle Tumorarten hinweg von rund 40% nachgewiesen. Eine Auswahl der Durchschnittswerte für die untersuchten Krebsarten ist in der Abbildung dargestellt. Bei kontinuierlicher und langfristiger Iscador-Behandlung konnte eine bis doppelt so lange Überlebenszeit im Vergleich zu den Kontrollpatienten erreicht werden.

Mammakarzinom: In zwei weiteren prospektiven Studien (38 randomisierte Matched Pairs und 84 nichtrandomisierte Matched Pairs) in Bezug auf Lokalrezidive, axilläre Metastasen, Fernmetastasen und Überlebenszeit zeigten sich durchwegs bessere Ergebnisse in der Iscador-Gruppe im Verhältnis zur Kontrollgruppe [GROSSARTH-MATICEK und ZIEGLER 2005].

In einer vom INSTITUT IFAG in Basel unter streng kontrollierten Bedingungen durchgeführten multizentrischen Studie mit 710 Iscador-Patienten und 732 Kontroll-Patienten anhand von Archivdaten («retrolektive» Kohortenstudie) wurde die Wirksamkeit und Sicherheit von Iscador zusätzlich zur normalen postoperativen Therapie von Patientinnen mit primärem Mammakarzinom ohne Metastasen untersucht [BOCK et al. 2004]. Bezüglich der Überlebenszeit zeigte sich ein signifikanter Vorteil der Iscador-Gruppe im Verhältnis zur Kontrollgruppe.

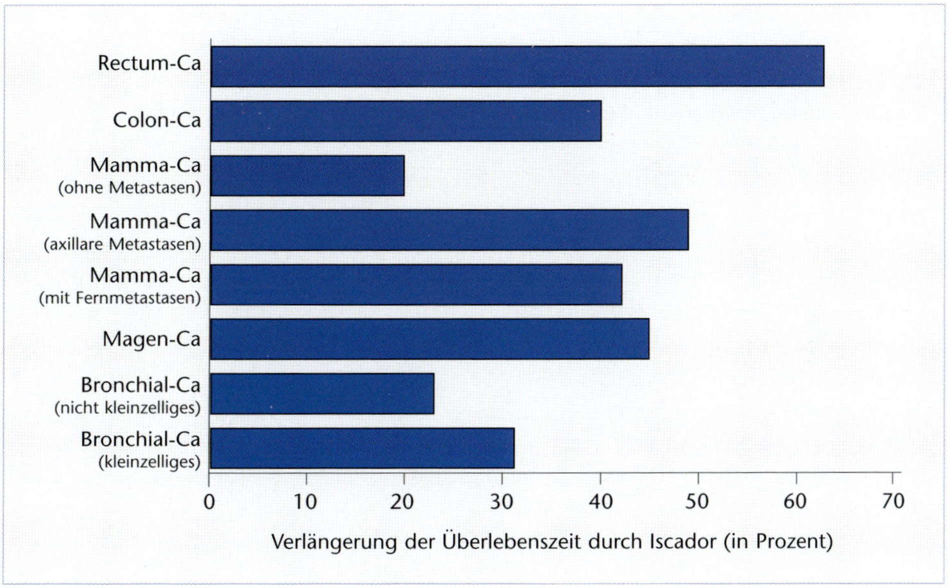

Je nach Krebslokalität hat die Iscador-Therapie verschieden starken Einfluss auf die Überlebenszeitverlängerung. In dieser Studie ist die Überlebenszeit der zusätzlich mit Iscador behandelten Patienten in Abhängigkeit von der Krebslokalisation durchschnittlich um 40 bis 60% länger als bei bloss konventionell behandelten Patienten [Prospektive Matched-Pair-Studie mit 622 Paaren von Krebspatienten verschiedener Indikationen, nach GROSSARTH-MATICEK et al. 2001].

Malignes Melanom: Dasselbe Institut führte eine Studie mit Patienten mit operativ behandelten primären malignen Melanomen mit mittlerem bis hohem Risiko ohne Fernmetastasen (Stadien II und III) durch. Hier wurden 381 mit Iscador behandelte Patienten verglichen mit 357 unbehandelten Kontroll-Patienten. Für die Überlebenszeit zeigte sich ebenfalls ein signifikanter Vorteil der Iscador-Gruppe im Verhältnis zur Kontrollgruppe [AUGUSTIN et al. 2005].

Lebensqualität und Selbstregulation

Es ist eine häufige Erfahrung von Ärzten und Patienten, dass eine Iscador-Behandlung oft nicht nur einen günstigen Einfluss auf den äusserlich medizinisch feststellbaren Verlauf der Krebserkrankung zeigt, sondern auch positive Wirkungen auf die Selbstheilungskräfte des Organismus sowie auf die psychisch-mentale Ebene hat. Im Sinne des anthroposophischen Menschenbildes handelt es sich hierbei um Anregungen der harmonisierenden Kräfte des Ätherleibes sowie um Wirkungen auf den Astralleib und die Ich-Organisation des Patienten, die helfen, das Gleichgewicht zwischen diesen Komponenten der menschlichen Organisation wieder herzustellen. Die Lebensqualität wird damit umfassend verbessert.

R. Grossarth-Maticek ist es im Rahmen seiner Studie gelungen, dies auch mit statistischen Methoden wissenschaftlich nachzuweisen. Mit Hilfe eines Fragebogens wird hierfür die sogenannte «Selbstregulation» der Patienten bestimmt (siehe dazu Grossarth-Maticek et al. 2004). Eine hohe Selbstregulation bedeutet ein hohes Mass an Fähigkeit, die eigenen Ziele, Motive und Wünsche zu verwirklichen; sie bedeutet auch, dass man sich von Misserfolgen nicht entmutigen lässt, sondern nach neuen Mitteln und Wegen sucht, um sich seinen eigenen Weg zu gestalten und sich selbst zu verwirklichen. All das geht einher mit der Fähigkeit, das eigene Leben so zu gestalten, dass man geistig-seelisch-körperliches Wohlbefinden, innere Zufriedenheit und Ruhe sowie Lust und Interesse am Leben erlebt.

In allen Studien, in welchen die Selbstregulation zweimal (nach 3 oder 12 Monaten) erhoben wurde, ergab sich eine (zumeist auch statistisch signifikante) Steigerung in der Iscador-Gruppe im Verhältnis zur Kontrollgruppe [Grossarth-Maticek et al. 2001, Grossarth-Maticek und Ziegler 2005].

Korrelation von Selbstregulation und Überlebenszeit bei verschiedenen soliden Tumoren: Unter 622 Patientenpaaren (verschiedene Tumoren) gab es 175 Paare mit identischer Selbstregulation beim Erstinterview. Es zeigt sich, dass eine Iscador-Behandlung bei Patienten mit hoher Selbstregulation im Durchschnitt deutlichere Auswirkungen auf die Überlebenszeit hat als bei Patienten mit weniger guter Selbstregulation [Grossarth-Maticek et al. 2004].

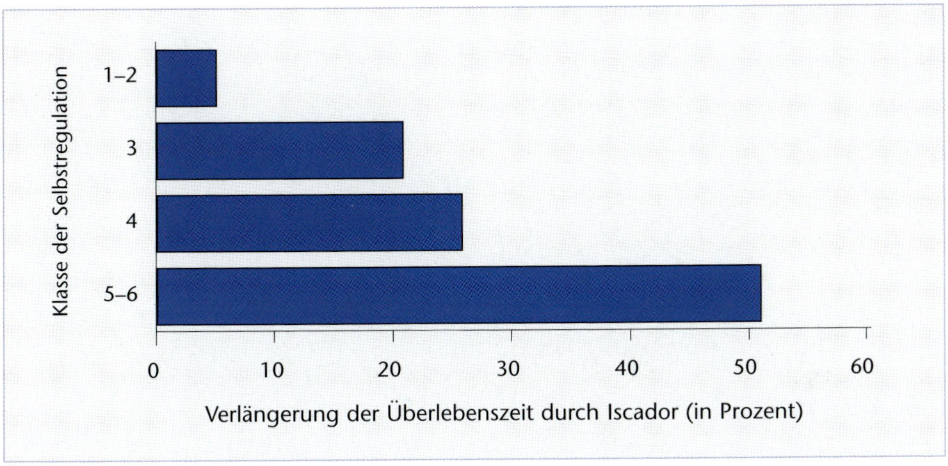

In Abhängigkeit von der Selbstregulation zeigen sich verschieden starke Auswirkungen der Iscador-Therapie auf die Überlebenszeitverlängerung von Krebspatienten: Je höher die Selbstregulation, je wirksamer ist diese Therapie im Vergleich zur allein konventionell behandelten Kontrollgruppe *(Prospektive Matched Pair Studie mit 175 Paaren von Krebspatienten verschiedener Indikationen und identischer Selbstregulation, nach* GROSSARTH-MATICEK et al. 2004)

Diese Resultate verdeutlichen, dass durch eine Iscador-Behandlung nicht nur eine Lebensverlängerung und eine Milderung von krankheitsbedingten Symptomen erreicht werden kann, sondern dass auch die Fähigkeit der Patienten gesteigert wurde, ihre eigenen Ziele und Wünsche vermehrt in die Realität umzusetzen, was wiederum ihr allgemeines Wohlbefinden und ihre Lebensfreude erhöhte.

Verringerung krankheitsbedingter Symptome und Nebenwirkungen der konventionellen Therapie durch Iscador

In der bereits genannten multizentrischen Archivdatenstudie des Institut IFAG mit Mammakarzinompatientinnen ohne Metastasen [Bock et al. 2004] ergab sich eine signifikante Reduktion der Häufigkeit von Nebenwirkungen der konventionellen Therapie bei gleichzeitiger Anwendung der Iscador-Therapie. Zudem ist die Häufigkeit der meisten krankheitsbedingten Symptome in der Iscador-Gruppe signifikant geringer als in der Kontrollgruppe.

Auch war die Häufigkeit nachfolgender Metastasen in den Bereichen der Lunge, des Skeletts und des Gehirns in der Iscador-Gruppe deutlich geringer.

Ähnliche Resultate ergaben sich anhand der Studie von Patienten mit malignen Melanomen. Insbesondere war die Rate der Inzidenzen von Lungen- und Gehirn-Metastasen signifikant geringer in der Iscador-Gruppe als in der Kontrollgruppe [Augustin et al. 2005].

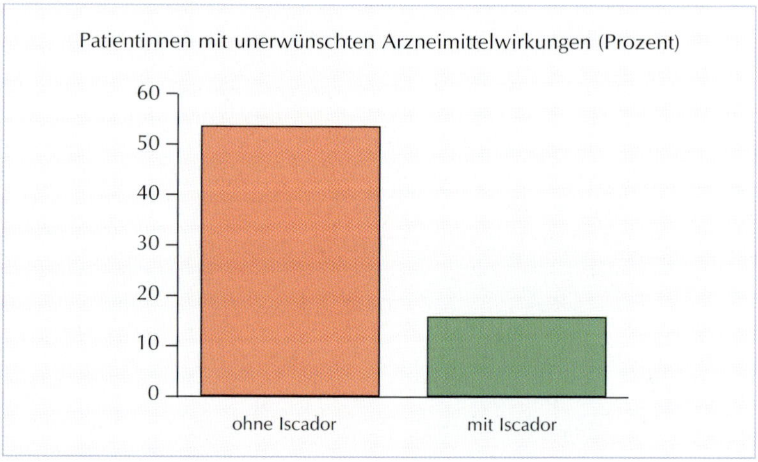

In der mit Iscador behandelten Gruppe von Brustkrebspatientinnen war der Anteil von Patientinnen mit unerwünschten Arzneimittelwirkungen (UAW) der konventionellen Therapie signifikant geringer im Vergleich zu allein mit konventioneller Basis-Therapie behandelten Kontrollpatientinnen *(Retrolektive Kohortenstudie von Patientinnen mit primärem nichtmetastasiertem Mammakarzinom, nach* Bock et al. 2004)

Sicherheit der Iscador-Therapie

Aus einem Übersichtsartikel aus dem Jahre 2000 geht hervor, dass die Sicherheit von Mistelpräparaten generell als sehr hoch einzuschätzen ist [STEIN und BERG 2000]. Die öfter auftretenden Lokalreaktionen am Injektionsort gehören nicht zu unerwünschten Arzneimittelwirkungen, da es sich um Hinweise auf die Wirkungen der Misteltherapie handelt und sie damit eine Feineinstellung der Therapie durch den behandelnden Arzt ermöglichen (siehe S.60).

In den beiden genannten multizentrischen Archivdatenstudien mit den Indikationen Brustkrebs und malignes Melanom gab es nur wenig systemische unerwünschte Arzneimittelwirkungen (0.8 bzw. 3.3%), die einen gesicherten oder wahrschein lichen Zusammenhang mit der Iscador-Therapie haben. Zudem war der Schweregrad nur «leicht» oder «mässig» und dauerte höchstens eine Woche.

Im Vergleich zur Kontrollgruppe gab es in der Iscador-Gruppe in beiden Studien keine Tumorstimulation, d. h. es konnten keine signifikanten und/oder relevanten Unterschiede in den beiden Gruppen bei Progressionen des Primärtumors, Metastasen neuer Lokalisationen oder neuen Tumoren an anderen Lokalisationen festgestellt werden.

Mit diesen Ergebnissen kann die Iscador-Therapie als wirksam, sicher und gut verträglich eingestuft werden.

Literatur zur klinischen und präklinischen Forschung

Augustin M, Bock PR, Hanisch J, Karasmann M, Schneider B: Safety and efficacy of the long-term adjuvant treatment of primary intermediate- to high-risk malignant melanoma (UICC/AJCC stage II and III) with a standardized fermented European mistletoe (*Viscum album* L.) extract: Results from a multicenter, comparative, epidemiological cohort study in Germany and Switzerland. *Arzneimittel-Forschung* / Drug Research 2005, 55 (1): 38–49.

Baumgartner S, Flückiger H, Jäggy C, Schaller G, Shah Rossi D, Urech K: Untersuchung des Iscador-Maschinenprozesses in Modellsystemen der Zytotoxikologie und Phytopathologie. In: *Fortschritte in der Misteltherapie: Aktueller Stand der Forschung und klinische Anwendung.* Scheer R, Bauer R, Becker H, Fintelmann V, Kemper FH, Schilcher H (Hrsg.), KVC Verlag, Essen 2005: 169–179.

Bock PR, Friedel WE, Hanisch J, Karasmann M, Schneider B: Wirksamkeit und Sicherheit der komplementären Langzeitbehandlung mit einem standardisierten Extrakt aus Europäischer Mistel (*Viscum album* L.) zusätzlich zur konventionellen adjuvanten onkologischen Therapie bei primärem, nicht metastasiertem Mammakarzinom. Ergebnisse einer multizentrischen, komparativen, retrolektiven, epidemiologischen Kohortenstudie in Deutschland und der Schweiz. *Arzneimittel-Forschung / Drug Research* 2004, 54(8): 456–466.

Büssing A: Biological and pharmacological properties of *Viscum album* L. In: Büssing A, editor. *Mistletoe: The Genus Viscum.* Amsterdam: Harwood Academic Publisher, 2000: 123–182.

Büssing A, Bischof M, Hatzmann W, Bartzsch F, Soto-Vera D, Fronk EM, et al: Beeinflussung der Granulozytenfunktion durch einmalige perioperative Mistelextrakt-Infusion. *Deutsche Zeitschrift für Onkologie* 2004, 36: 148–153.

Flückiger H, Baumgartner S: Auswirkung des Iscador-Maschinenprozesses auf Mistelextrakte in botanischen Untersuchungssystemen. *Der Merkurstab* 2003, 56: 114–121.

Grossarth-Maticek R, Kiene H, Baumgartner S, Ziegler R: Verlängerung der Überlebenszeit von Krebspatienten unter Misteltherapie (Iscador) – Ergebnisse einer epidemiologischen Langzeitstudie. *Schweizerische Zeitschrift für GanzheitsMedizin* 2001, 13(4): 217–225.

Grossarth-Maticek R, Kiene H, Baumgartner S, Ziegler R: Synergieeffekte von Selbstregulation und Misteltherapie (Iscador) auf die Überlebenszeit bei Krebspatienten – Ergebnisse einer epidemiologischen Langzeitstudie, Teil II. *Schweizerische Zeitschrift für GanzheitsMedizin* 2004, 16(2): 81–89.

Grossarth-Maticek R, Ziegler R: Randomised and non-randomised prospective controlled cohort studies in matched pair design for the long-term treatment of breast cancer patients with a mistletoe preparation (Iscador) (in Vorbereitung zur Publikation für 2005).

Kienle GS, Berrino R, Büssing A, Portalupi E, Rosenzweig S, Kiene H: Mistletoe in cancer: A systematic review on controlled clinical trials. *European Journal of Medical Research* 2003, 8: 109–119.

Kienle GS, Kiene H: Klinische Studien zur Misteltherapie der Krebserkrankung – Eine Übersicht. *Erfahrungsheilkunde* 2004, 53: 193–209.

Kienle GS, Kiene H: *Die Mistel in der Onkologie: Fakten und konzeptionelle Grundlagen.* Stuttgart: Schattauer, 2004.

Kovacs E, Hajto T, Hostanska K: Improvement of DNA repair in lymphocytes of breast cancer patients treated with *Viscum album* extracts (Iscador). *European Journal of Cancer* 1991, 27 (12): 1672–1676.

Salzer G, Popp W: Die lokale Iscadorbehandlung der Pleurakarzinose. In: *Krebs und Alternativmedizin* (II). Jungi WF, Senn HJ (Hrsg.), Springer Verlag Berlin, Heidelberg, 1990: 36–49.

Schaefermeyer H: Zur Therapie des Blasenkarzinoms. *Der Merkurstab* 1996, 49 (3): 229–233.

Stein GM, Berg PA: Adverse effects during therapy with mistletoe extracts. In: Büssing A, editor. *Mistletoe – The Genus Viscum.* Amsterdam: Harwood Academic Publishers, 2000: 195–208.

Steiner R: Besprechungen mit praktizierenden Ärzten, Dornach 22. April 1924. In: *Physiologisch-Therapeutisches auf Grundlage der Geisteswissenschaft. Zur Therapie und Hygiene.* Dornach: Rudolf Steiner Verlag 1989 (3. Auflage, GA 314), S. 294–295.

Ziegler R: Möglichkeiten und Grenzen klinischer Studien mit Iscador. *Mistilteinn* 2004, 5: 44–73.

Ziegler R: Neuere klinische Studien mit Iscador zum Mammakarzinom und malignen Melanom. *Mistilteinn* 2004, 5: 74–99.

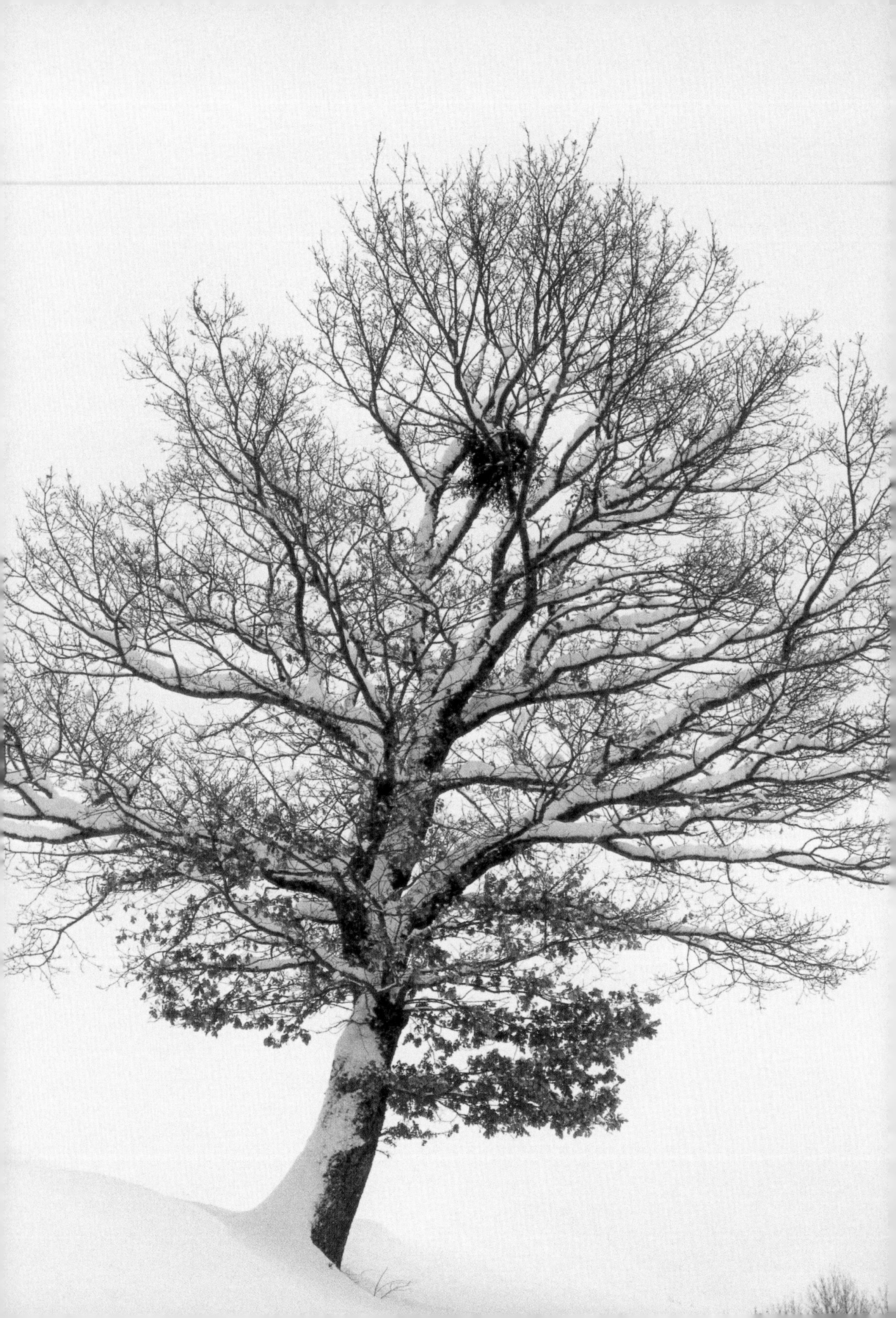

Die Zaubermistel

Zu einem goldenen Schatz führt die Mistel in einem Märchen, das im Gebiet des Triglavs (der höchste Berg in Slowenien) seit langer Zeit die eine Generation der nächsten von Mund zu Ohr weitergibt.

Am Fusse des Triglavs standen in alter Zeit einige ärmliche, mit Stroh gedeckte Hütten. Darinnen hausten Hirten, die ihre Herden im Sommer auf die Almen des Berges trieben, um sie dort auf den Anhöhen weiden zu lassen.

An die Tür einer solchen Hütte klopfte einst spätabends ein alter Mann, um Brot und Herberge zu erbitten. Er wurde freundlich aufgenommen, und man wies ihm einen Platz am Kaminfeuer an. Die Frau brachte ihm eine Schüssel mit warmem Hirsebrei, über den der hungrige Gast gierig herfiel. Als er gesättigt war und sich am Feuer erwärmt hatte, sprach er: «Habt Dank, ihr guten Leute, für eure Gastfreundschaft, und wisset zugleich, dass ich nicht der bin, für den ihr mich wohl halten mögt. Schaut hinauf!», und damit deutete er auf eine der Zinken des Triglavs, wo gerade das Gemäuer einer alten Ruine vom Monde beleuchtet war.
«Dort stand die Burg meiner Väter, auf der ich vor drei Jahrhunderten als gefürchteter Raubritter hauste. Ich machte mir kein Gewissen daraus, wenn ich den Kaufleuten mit meinem verwegenen Knappentross auflauerte und ihnen die mühsam erworbenen Waren mit Gewalt entriss. Eines Tages jedoch wurde meine Feste überfallen, und ich selbst fiel mit all meinen Knappen im Kampf. Ich ging aber nicht zur ewigen Ruhe ein, Gott liess mich zur Strafe für meine Verbrechen in der Gestalt eines Sterblichen in der Gegend umherirren, drei Jahrhunderte lang. Nun ist die Zeit um, und ich gehe jetzt ein zur ewigen Ruhe. Euch aber, ihr braven Leute, will ich zu Reichtum verhelfen. Im Keller meiner ehemaligen Burg liegt ein grosser Schatz, den ihr um die zwölfte Nachtstunde mit Hilfe einer Mistel heben könnt, die auf einer Eiche gewachsen ist, auf deren Stamm ein Christusbild hängt. Euch wird es gelingen, die Eiche zu finden. Lebt nun wohl und gedenkt meiner, wenn ihr im Besitze des Schatzes und eures Glückes seid!»

Darauf verschwand der Geist. Die Eheleute waren zunächst sprachlos vor Staunen, doch bald schon hatten sie sich wieder gefasst und tanzten voll Freude in der Stube umher. Schon am nächsten Morgen machten sie sich auf den Weg, um die Eiche mit dem Christusbild zu suchen. Sie kamen in einen grossen Wald, der kein Ende nehmen wollte, und gelangten nach vielen Stunden zu einer Hütte, wo sie auszuruhen hofften. Als sie beherzt anklopften, öffnete ihnen ein uraltes Mütterlein, das sie böse ansah und barsch nach ihrem Begehr fragte. Darauf stammelten sie schüchtern, dass sie auf dem Weg zur Zaubermistel seien, die irgendwo in diesem Wald zu finden wäre.

«Ja», entgegnete das Mütterlein etwas freundlicher gestimmt, «das ist eine schwere Sache. Doch wenn ihr Ausdauer habt, die ich bei euch aber nicht vermute, so könnte es euch gelingen, die Mistel zu entdecken. Ihr dürft aber keine Mühe scheuen. Wandert nur immer gegen Sonnenaufgang zu. Es wird jedoch lange dauern, bis ihr zu der Eiche mit dem Christusbild kommt, auf dem das Wunderkraut wuchert. Der Baum ist schwer zu besteigen. Wenn ihr aber hinaufgeklettert seid, leuchtet es euch mit grünem Schein entgegen, und dazwischen glänzen die milchweissen Perlen. Trachtet aber, das Zauberkraut so schnell wie möglich herabzunehmen, und flieht, so rasch ihr könnt. Auch darf kein Sterbenswörtlein über eure Lippen kommen, sonst ist alles verloren!»

Die beiden Eheleute dankten dem alten Mütterlein und machten sich wieder auf, um die Mistel zu suchen. Nach geraumer Zeit fanden sie wirklich die Bildeiche mit der Mistel. Hoch oben hing sie im Geäst. Darum kostete es den beiden grosse Mühe, das Wunderkraut zu pflücken und heil herabzukommen. Den Rat der Alten, kein Wort dabei zu verlieren, hielten sie getreulich ein.

Spät am Abend gelangten sie dann zur Burgruine. Dort erblickten sie in dem alten Gemäuer eine Tür, die in den Keller führte. Von der unsichtbaren Kraft der Mistel geleitet, kamen sie bald an die Stelle, wo der Schatz lag. Sie brauchten nicht lange zu graben, bis sie beim Schein des Mondes auf eine eiserne Truhe stiessen. Diese war so schwer, dass die beiden Alten sie nicht wegschaffen konnten. Da lief der Mann ins Dorf, holte Leute herbei, und mit deren Hilfe konnte die Truhe ins Haus gebracht und aufgesprengt werden.

Zum Vorschein kam eine so ungeheure Menge von Gold und Silber, dass allen, die dabei waren, die Augen übergingen; die zwei Eheleute konnten ihr Glück kaum fassen. Sie blieben jedoch in ihrem ferneren Leben stets bescheiden, vergassen auch nicht die Armen zu unterstützen und errichteten als Dank eine wunderschöne Kapelle.

Heute noch erzählt man sich in der Gegend um den Triglav die Geschichte von der Zaubermistel und auf welch wundersame Weise das gastfreundliche Ehepaar sein Glück gemacht hat.

Quelle: «Alpensagen». Gesammelt und erzählt von Josef Pöttinger. Verlag Kremayr & Scheriau, Wien 1968, S. 183–186.

6 Instutionen

Kliniken mit Iscador-Therapie

Onkologische Spezialklinik «Lukas Klinik» in Arlesheim

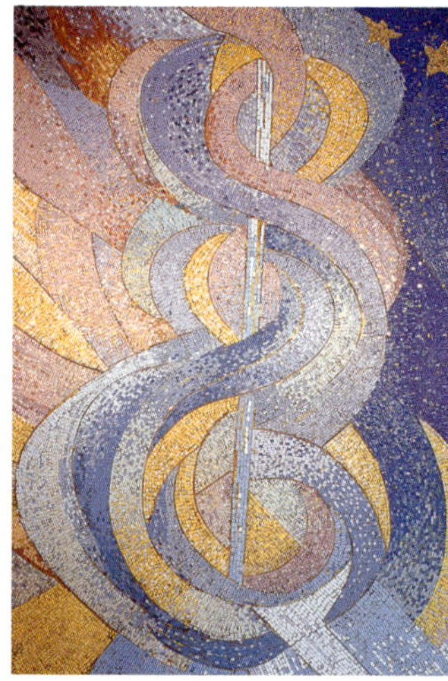

Die LUKAS KLINIK in Arlesheim ist eine Spezialklinik für Tumorerkrankungen. Den Hintergrund der medizinischen, pflegerischen und therapeutischen Arbeit bildet die aus der Anthroposophie hervorgehende medizinische Erfahrung. Die LUKAS KLINIK ist ein Spital mit 46 Betten, das seinen festen Platz auf der Spitalliste für Akutspitäler des Kantons Baselland in der Schweiz hat. Sie ist eine Spezialklinik,

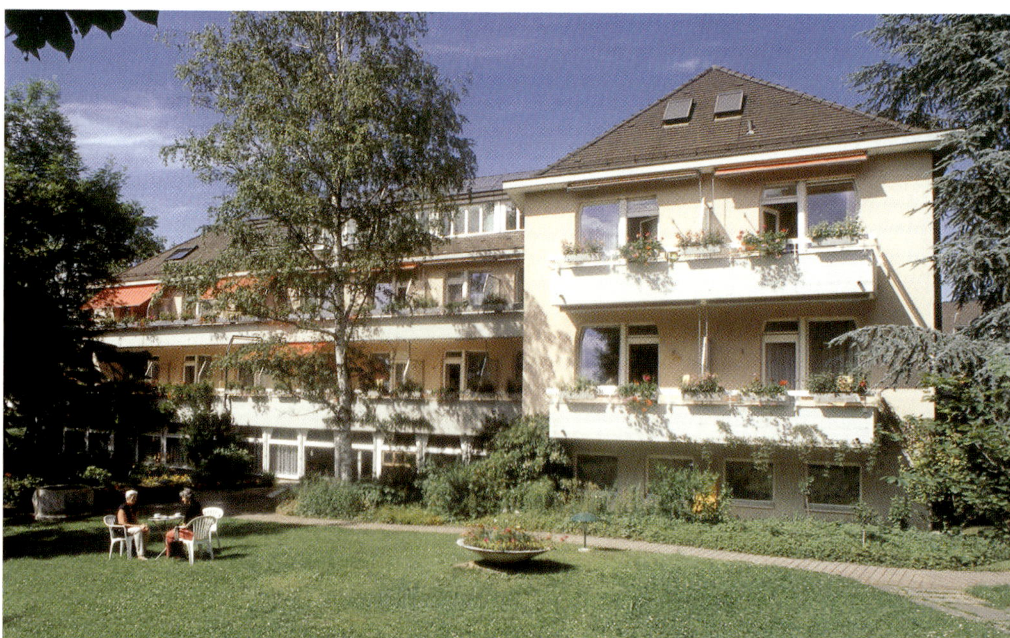

Lukas Klinik Arlesheim, Schweiz

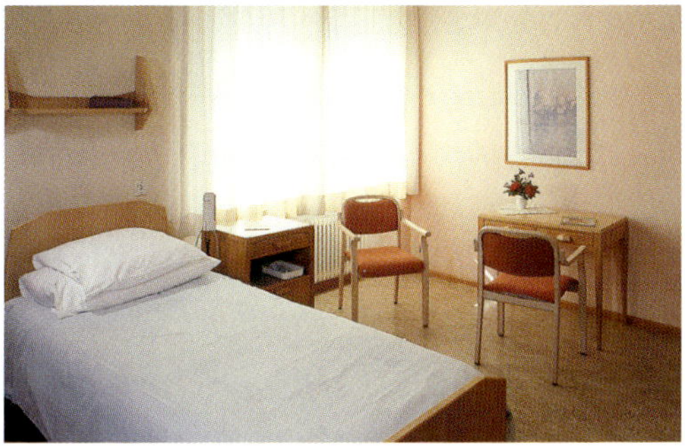

Patientenzimmer

in der Menschen mit Tumorerkrankungen der meisten Lokalisationen und Stadien behandelt werden und verfügt unter Einbeziehung der schulmedizinischen Erkenntnisse über ein breitgefächertes therapeutisches Spektrum, welches mit Begriffen wie «Komplementärmedizin» nur unzureichend charakterisiert werden kann.

Die Lukas Klinik hat sich zur Aufgabe gesetzt, in besonderem Masse nicht nur die körperliche, sondern auch die seelisch-geistige Situation des erkrankten Menschen zu berücksichtigen. Eine Tumortherapie sollte im Idealfall neben den von aussen auf den Körper einwirkenden Massnahmen die dem Organismus eigenen Abwehr- und Selbstheilungskräfte einbeziehen. Zu ersteren gehören Behandlungsformen wie Operation, Bestrahlung, Chemotherapie und hormonelle Massnahmen. Zu letzteren gehört im medikamentösen Bereich die Misteltherapie.

Darüber hinaus gibt es aber auch Therapieformen, bei denen die Patienten aktiv zur Überwindung der Krankheit beitragen können. Hier sind Heileurythmie und künstlerische Therapien wie auch eine psychoonkologische Betreuung und die Biographiearbeit zu nennen.

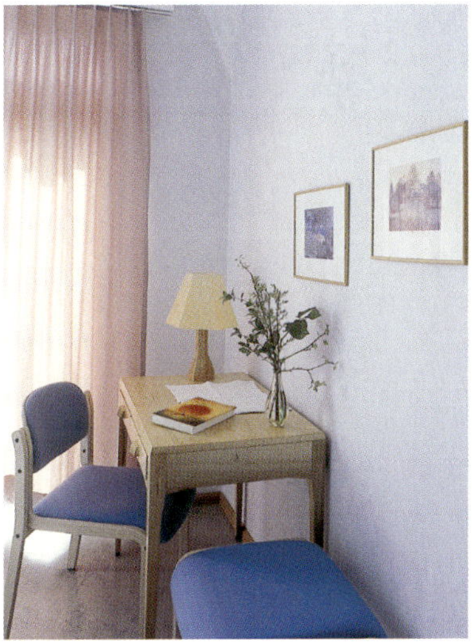

Patientenzimmer

Iscador-Therapie: In der LUKAS KLINIK wird seit Jahrzehnten das Mistelpräparat Iscador konsequent angewendet. Daher besteht dort weltweit die grösste Erfahrung. Der Klinikaufenthalt gestattet es, die Iscador-Therapie individuell einzustellen und das Reaktionsgeschehen zu beobachten. Durch die Verbindung der LUKAS KLINIK mit dem Verein für Krebsforschung mit seinem modernen, gut ausgebauten Immunologielabor ist eine der jeweiligen Situation angepasste Behandlungsform möglich. So gewährleistet der kontrollierte Einsatz der Iscador-Therapie eine nicht belastende, immunologisch wirksame, kostengünstige Therapie, mit der Patientinnen und Patienten immer wieder einen ungewöhnlich guten Verlauf ihrer Krankheit erleben.

Heileurythmie: In der Heileurythmie werden die Patienten individuell angeleitet zum übenden Erleben bestimmter Bewegungen und Raumformen, die direkt auf die eigenen Lebenskräfte wirken. Beim kranken Menschen stimmen oft die inneren Funktionen und Bewegungen im Organismus nicht mehr, eine Korrektur von «aussen» tut not. Bei jeder heileurythmischen Geste wird der ganze Mensch in seinem Wollen, Fühlen und Denken angesprochen. Zusätzlich zur körperlichen Wirkung tritt eine den ganzen Menschen erfassende, wohltuende, allgemeine Harmonisierung ein.

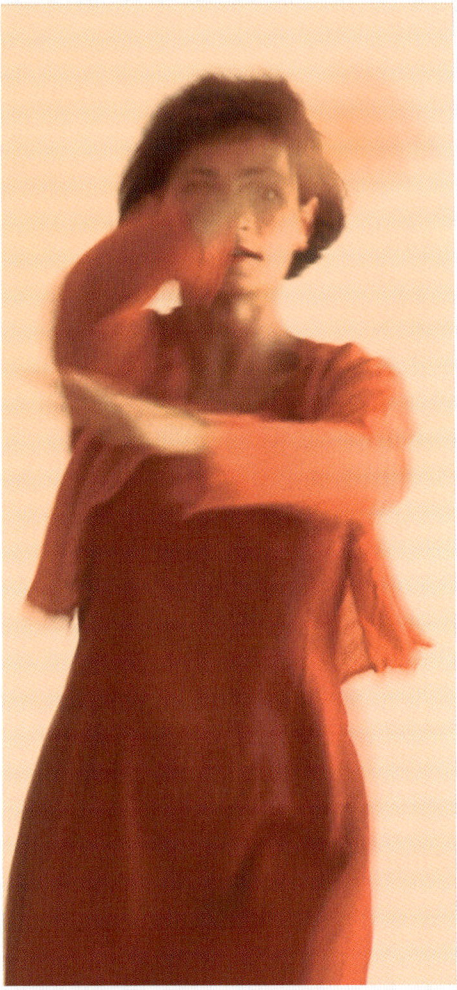

Heileurythmie

Künstlerische Therapien: Das Heilsame der Künste, von alters her bekannt und genutzt, rückt heute vermehrt wieder ins Bewusstsein. Es wird versucht, die heilsamen Kräfte und den harmonisierenden Einfluss der künstlerischen Betätigung für den kranken Menschen erfahrbar zu machen. Anders als bei den künstlerischen Kursen ist bei der künstlerischen Therapie nicht das Erreichen einer Fertigkeit in dieser oder jener Kunstform das Ziel, sondern die Tätigkeit selbst ist das therapeutisch Entscheidende. – In der LUKAS KLINIK kommen Maltherapie, therapeutisches Plastizieren, Farblichttherapie, Sprachtherapie und Musiktherapie zur Anwendung.

In einer Studie der DOZENTUR FÜR ANTHROPOSOPHISCHE MEDIZIN an der Universität Bern konnte kürzlich nachgewiesen werden, dass Rezitieren von rhythmischen Gedichten, vor allem im Hexameter-Mass, die Atmung und den Kreislauf so harmonisieren, wie das sonst in Erholungsprozessen des Schlafes stattfindet.

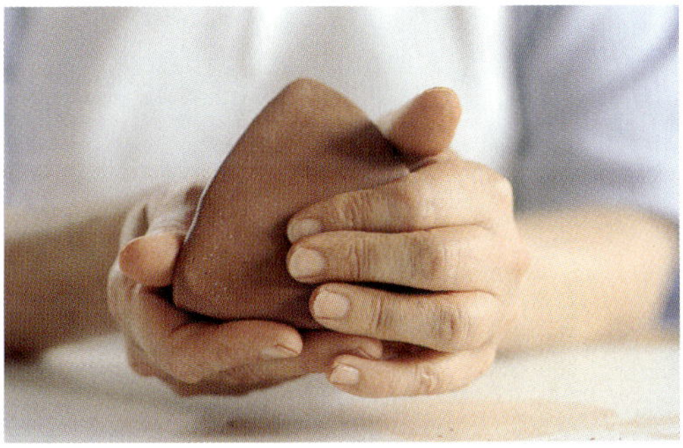

Plastizieren

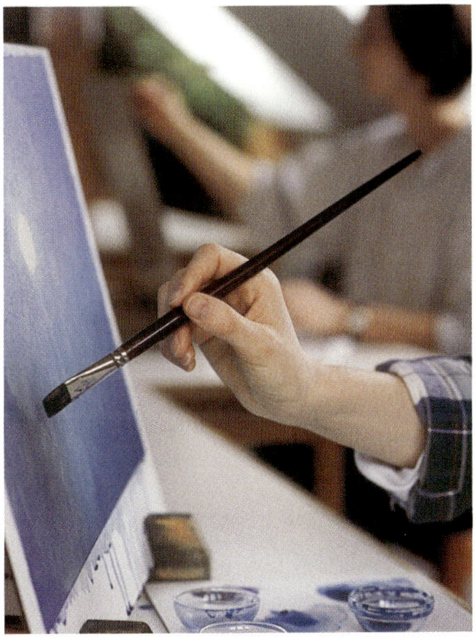

Maltherapie

Pflegerische Betreuung: Bei allen pflegerischen Verrichtungen stehen die individuellen Bedürfnisse des Patienten im Mittelpunkt. Es wird besonderer Wert darauf gelegt, die Angehörigen in diesen Prozess mit einzubeziehen. Entsprechend den unterschiedlichen Bedürfnissen der einzelnen Patienten erstreckt sich das Spektrum der pflegerischen Betreuung vom einfachen Anlegen einer Kompresse bei einem sonst selbständigen Patienten bis hin zur intensiven Pflege und Betreuung in akuten Situationen.

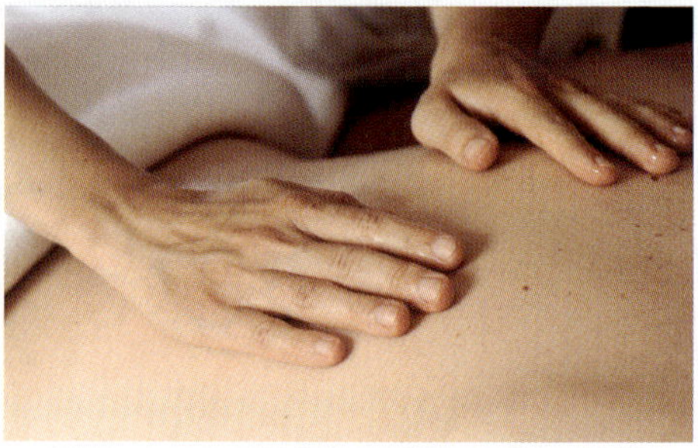

Rhythmische Massage nach Dr. I. Wegman

Äussere Anwendungen: Sie bilden einen Schwerpunkt in der Pflege der Patienten. Dazu zählen die rhythmischen Einreibungen nach WEGMAN/HAUSCHKA sowie Wickel und Kompressen. Sie dienen vor allem der Anregung des Wärmeorganismus, dem eine zentrale Bedeutung in der anthroposophischen Krebsbehandlung zukommt, ferner der Entspannung, der Schmerzlinderung und der Anregung von inneren Organprozessen.

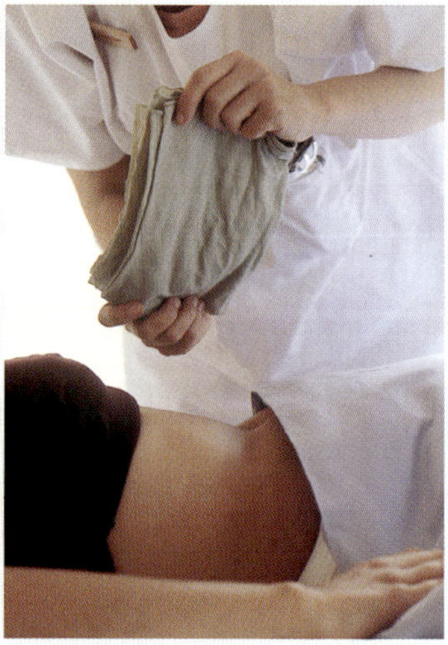

Wickel

Physiotherapie: In der Abteilung für physikalische Therapien gibt es ein breites Spektrum an Therapiemöglichkeiten. Besonderes Gewicht liegt auf der nach anthroposophisch-medizinischen Gesichtspunkten erweiterten Form der klassischen Massage. Bei dieser steht das rhythmische Element im Vordergrund, das die Gewebeatmung zu verstärkter Tätigkeit anregt. Auch Bäder, Wickel und Packungen mit wohltuenden Substanzen werden hier durchgeführt.

Andere Kliniken mit onkologischen Abteilungen

Neben der LUKAS KLINIK gibt es sowohl in der Schweiz als auch in Deutschland verschiedene anthroposophische Kliniken und anthroposophisch geführte Abteilungen allgemeiner Kliniken, die Erfahrungen in der Behandlung Tumorkranker mit Iscador und auch anderen anthroposophischen Mistelpräparaten haben.
Im Informationsteil (siehe S. 97 ff.) findet sich eine Zusammenstellung dieser Kliniken.

Forschungsinstitute

Verein für Krebsforschung und Institut Hiscia in Arlesheim

Der **Verein für Krebsforschung** mit Sitz in Arlesheim befasst sich mit der Entwicklung von Mistelpräparaten zur Krebsbehandlung und der Erforschung der Krebskrankheit. 1935 von Ita Wegman und Mitarbeitern gegründet, bildet der Verein ein Organ, um die Anregungen Rudolf Steiners zur Krebsbehandlung mit Mistelpräparaten weiter zu entwickeln. Dem Verein gehört heute die 1963–1968 erstellte Lukas Klinik an sowie das 1949 ins Leben gerufene **Institut Hiscia**.

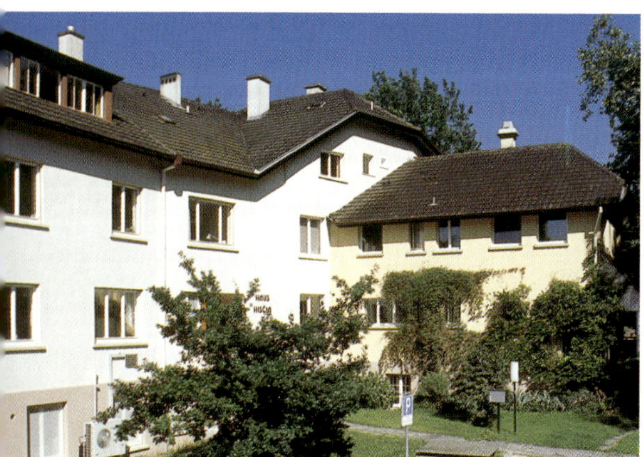

Forschungsinstitut Hiscia in Arlesheim

Im Institut Hiscia erfolgt seit Jahrzehnten nicht nur die Herstellung von Iscador, sondern auch eine intensive Forschung zur Verbesserung der Misteltherapie. Hierdurch ist es in idealer Weise möglich, Forschungsergebnisse unmittelbar in die Therapie einmünden zu lassen.

Im besonderen befassen sich die Mitarbeiter und Mitarbeiterinnen des Institut Hiscia mit der Erforschung und Weiterentwicklung von Mistelextrakten. Hierzu wird Grundlagenforschung auf den Gebieten der Botanik, der Biochemie, der pharmazeutischen Verarbeitung sowie der Wirkungsweise der Mistel im Bereich der Präklinik betrieben. Es wird angestrebt, die Anregungen aus der anthroposophischen Geisteswissenschaft Rudolf Steiners zur Verarbeitung der Mistel zu einem Krebsheilmittel mit den Erkenntnisresultaten der modernen Naturwissenschaft und Medizin zu verbinden.

Im Bereich Forschung liegt das Hauptaugenmerk auf folgenden Aspekten der Mistel:

- Botanische Besonderheiten und Kultivierung der Mistelpflanze
- Verarbeitung der Mistel zu einem Injektions-Präparat mittels geeigneter Extraktionsverfahren
- Analytische Erfassung von Mistelsubstanzen in der Pflanze und in den Extrakten
- Bedeutung von Inhaltsstoffen bezüglich Wirkung anhand von Laborversuchen
- Klinische Wirksamkeit der Krebstherapie mit den verschiedenen Iscador-Präparaten

Institut für klinische Forschung (IKF Berlin)

Das INSTITUT FÜR KLINISCHE FORSCHUNG Berlin (früher: Institut für onkologische und immunologische Forschung) wurde 1994 aus dem Bedürfnis heraus gegründet, die Wirksamkeit der bereits seit 1920 in vielen Fällen erfolgreich in der Krebsbehandlung eingesetzten Iscador-Therapie mit kontrollierten klinischen Studien nachzuweisen, die nach international vereinbarten Richtlinien durchgeführt werden. Es fungiert damit als Brückenbildner zwischen komplementärer und klassisch naturwissenschaftlicher Medizin und fördert den wissenschaftlichen Austausch auf diesen Gebieten.

Das Institut hat heute zwei Arbeitsschwerpunkte: 1) Planung, Koordinierung und Auswertung von Studien mit dem Mistelpräparat Iscador bei Krebs, Präkanzerosen und bei nicht-onkologischen Indikationen; 2) klinische Entwicklung eines standardisierten Cannabispräparates im Bereich der palliativen Krebsbehandlung bei Schmerzen, Schlaflosigkeit und Appetitlosigkeit sowie zur Linderung von schmerzhaften Spasmen bei Multipler Sklerose.

Darüber hinaus soll das Repertoire klinischer Forschung um innovative methodologische Ansätze, die dem besonderen Charakter komplementärmedizinischer Verfahren besser gerecht werden können, erweitert werden.

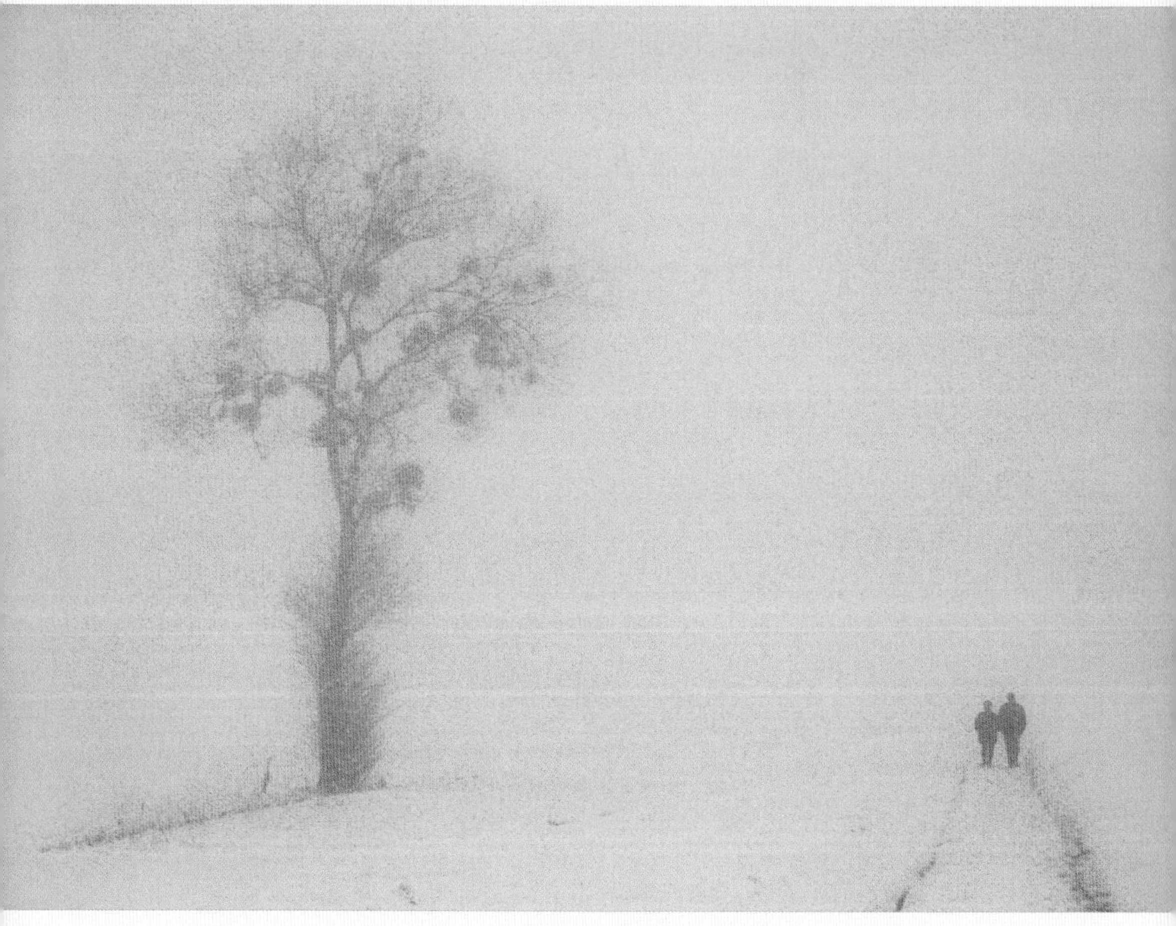

Gute und schlechte Misteln

Paul Auguste Arène, ein französischer Schriftsteller, der von 1843 bis 1896 in der Provence lebte, erzählt in seiner Weihnachtsgeschichte, woran die Qualität von Misteln zu erkennen ist und wie diese Fähigkeit auf «Lebensqualität» im weitesten Sinne angewendet werden kann.

Nach tagelangem heftigen Sturm waren die Waldwege an diesem Morgen mit abgebrochenen Zweigen übersät. An manchen Orten lagen Mistelzweige, die sich von den dicken grünen Kugeln losgerissen hatten, welche im Herbst wie Vogelnester an den kahlen Baumwipfeln wachsen.

Zwei Frauen gingen früh schon im Wald spazieren. Die eine war alt, so alt, dass ihr Gesicht und ihre Hände rissig waren wie eine alte Baumrinde. Die andere war jung und so schön, dass sich in dieser Jahreszeit nichts mit ihrer Schönheit vergleichen liess – gab es doch im Augenblick weder Maiglöckchen, die ihrem zarten Teint entsprachen, noch Immergrün, das ihre Augenfarbe wiedergegeben hätte.

Die Alte las die heruntergefallenen Äste auf und bündelte sie. Damit wollte sie ihren Kamin heizen und sich das Abendessen kochen. Die Junge hob zum Zeitvertreib die Mistelzweige auf und band sie mit einem Band zu einem Strauss zusammen.

Beide Frauen gaben sich still ihrer Beschäftigung hin. Die eine arbeitete gebückt, die andere schlenderte grübelnd vor sich hin, bis sie, aus verschiedenen Richtungen kommend, einander an einem Punkt begegneten. Dieser Punkt war eine Wegkreuzung, die ‹Treffpunkt der Eremiten› genannt wurde und in unmittelbarer Nähe eines grossen Steins lag. Hier, wo früher ein altes Kreuz gestanden hatte, war jetzt ein Loch im Boden, das das ganze Jahr über Wasser führte und den Vögeln als Tränke diente.

«Guten Morgen, junges Fräulein!» krächzte die Alte. «Schöne Misteln habt Ihr da! Was wollt Ihr denn mit all den Misteln?»

Die junge Frau zögerte. Sie hatte die Alte wegen ihrer zerlumpten Kleidung und ihres durchdringenden Blicks zuerst für eine Hexe gehalten. Aber die Lumpen waren so sauber und ihr Gesicht so freundlich; daher vertraute sie sich ihr an und sagte leise: «Wisst Ihr, das ist so: Ich bin Guillaumette, die Tochter des Bauern Guillaume. Unser Hof ist da unten hinter der Brücke, an der Biegung, wo die Strasse in den Ort hinein führt.»

«Ich kenne den Hof», unterbrach die Alte sie, «dein Vater ist ein reicher, aber frommer Mann. Jeder, der arm ist, kennt ihn; schon lange gibt es dort Almosen.»

«So hört, gute Alte, nun ist die Gelegenheit gekommen, dass Ihr mir helft, und zwar mit Eurem Rat. Ein junger Mann, den ich liebe, hat versprochen, mich zu heiraten. Er liebt mich auch, aber bis jetzt hat er sein Versprechen noch nicht eingelöst. Da ist mir heute, als ich die vielen Misteln am Boden sah, folgende Idee gekommen: Ich sammle sie, binde sie zu einem Strauss zusammen und hänge den Strauss an Weihnachten heimlich über

unsere Eingangstür. Mein Verlobter wird mit uns zusammen Weihnachten feiern; und wenn er mich dann zur Messe führt, werden wir unter den Mistelzweigen durchgehen. Es heisst doch, wenn ein Paar gemeinsam unter einem Strauss Misteln hindurchschreitet, verdoppelt sich die Liebe, und die beiden heiraten binnen Jahresfrist.»

«Ich weiss, ich weiss», murmelte die Alte, «aber bis Weihnachten sind es doch noch gut zwei Monate.»

«Was macht das schon? Die Misteln halten sich jahrelang. Sie werden bis Weihnachten schon nicht verwelken.»

Die Alte lachte und sagte: «Tja, schöne Misteln mit schönen Blüten, kräftigen Zweigen und dicken, goldroten Blättern ... bisschen jung vielleicht noch; das sieht man am grünen Samen. Müsst die Zweige nicht zu früh pflücken und nicht die nehmen, die der Sturm abgerissen hat. Ein guter Mistelzweig, der Glück in der Liebe bringt, muss den Winter erlebt, er muss Kälte und Frost und Stürme überstanden haben und trotzdem so fest am Baum angewachsen sein, dass ein Stück Rinde mit abgeht, wenn man ihn abreisst. Ihr jungen Leute glaubt das nicht. Es gibt eben gute und schlechte Misteln, genau wie es glückliche und unglückliche Liebe gibt.» Doch da war die junge Guillaumette schon weit weg.

Die Alte nahm ihr Reisigbündel und ging. Im Gehen sagte sie noch einmal: «Schöne Misteln, schöne Misteln. Es gibt gute und schlechte Misteln ...»

Im Jahr darauf trafen die beiden Frauen einander zufällig wieder – an derselben Stelle wie damals, aber nicht im Oktober, sondern einen Tag vor Heiligabend.

Der gefrorene Waldboden knirschte unter ihren Füssen. Die Äste waren mit glänzendem Rauhreif überzogen, und überall da, wo die dichten Baumwipfel die Wintersonne nicht durchliessen, war der Schnee liegengeblieben.

Vielleicht lag es an diesem Schnee, dass die alte Frau heute keine Zweige auflas. Sie hielt ein sichelförmiges Messer in der Hand und schnitt damit ein paar grosse frische Mistelzweige ab. Sie stöhnte; die Arbeit bereitete ihr Mühe. Da erkannte sie Guillaumette und sah, dass sie weinte.

«Aber Mädchen, wer wird denn weinen!» sagte sie mitfühlend. «So schöne Augen sind doch viel zu schade zum Tränenvergiessen!»

«Ach, gute Frau», schluchzte Guillaumette, «obwohl's nichts nutzen wird, werd' ich Euch meinen Kummer erzählen. Letztes Jahr habe ich doch, falls ihr Euch erinnert, mit meinem Verlobten unter den Mistelzweigen hindurchgehen wollen, damit er sich endlich für mich entschliesst. Zuerst ging alles gut: Kaum hatte er den Fuss über die Schwelle gesetzt, sah er den Mistelbusch über der Tür und umarmte mich. Später, nach der Messe, nahm er meinen Vater beiseite und hielt um meine Hand an ...»

«Erzähl weiter, Guillaumette!»

«Wir hatten schon das Aufgebot bestellt und die Musikanten für die Hochzeit engagiert. Aber es wäre zu schön gewesen, um wahr zu sein! Eines Nachts trat der Fluss in der

Nähe unseres Hofes über die Ufer. Wiesen und Ackerland waren überschwemmt, die gesamte Ernte vernichtet, und meine Familie hatte auf einen Schlag drei Viertel ihres Vermögens verloren.»

«Und dann?»

«Und dann ...», stiess Guillaumette unter Tränen hervor, «... als mein Verlobter erfuhr, dass ich nun arm bin, verschwand er eines Tages spurlos ... Wir haben ihn überall gesucht und nie mehr etwas von ihm gehört.»

«Oh, Guillaumette, ich habe Euch gewarnt: Die Misteln dürfen nicht zu jung sein ... auch unter den jungen Burschen gibt es so viel treulose ... Sagt, liebt Ihr ihn immer noch?»

«Nein, natürlich nicht.»

«Warum weint Ihr dann?»

«Weil er mich so gekränkt hat – nicht, weil ich ihn liebe. Man liebt doch nur den, der einen wiederliebt.»

«Wenn das so ist, Guillaumette, dann seid guten Mutes. Ich kenne jemanden, der Euch seit langem liebt ...»

«Jemanden, der mich liebt?»

«Ja, und er tut es wirklich. Ich bin eine alte Frau, aber ich habe noch gute Augen. Ich weiss, dass dieser Mann Euch im Stillen seit langem begehrt, auch wenn Ihr ihn bislang kaum beachtet habt. Den kümmert's nicht, ob Eure Mitgift den Fluss hinuntergeschwommen ist! Es ist der Sohn Eures Nachbarn – Ihr braucht nicht rot zu werden. Verbringt er nicht ohnehin Weihnachten bei Euch? Wenn Ihr meinen Rat hören wollt: Bittet ihn, Euch heute nacht in die Messe zu begleiten, und seht ihn Euch genau an.»

Guillaumette weinte nicht mehr. Seufzend fragte sie: «Könnt Ihr nur ein oder zwei von Euren Mistelzweigen verkaufen – für den Fall, dass er mir gefällt?»

«Hier hast du sie, mein hübsches Kind. Siehst du – sie sind rot wie Kupfer, mit kleinen weissen Samen, die wie Perlen aussehen. Das sind die Misteln, die Ihr braucht; die trügen nicht. Diese Misteln haben den Winter, den Frost und die Kälte überstanden, und sie sind nicht mit dem ersten Sturm vom Baum gefallen ... Nein danke, behaltet Euer Geld, Guillaumette. Diese Misteln sind nicht verkäuflich. Sie gehören dem Nachbarsohn, der mich gebeten hat, sie für ihn zurückzulegen ...»

Die Alte nahm zwei besonders schöne Mistelzweige, gab sie Guillaumette und lächelte verschmitzt: «Ich habe es Euch gesagt: Es gibt gute und schlechte Misteln, so wie es zwei Arten von Liebe gibt – die, die glücklich macht, und die, die unglücklich macht.»

Quelle: Paul Auguste Arène: «Gute und schlechte Misteln». Aus: T. Kleinau (Hrsg.) «Die Weihnachtsfee». dtv 1994, S. 24–28.

7 Informationen zur Iscador-Therapie

Anthroposophische Kliniken

Schweiz

Lukas Klinik

Brachmattstrasse 19
CH-4144 Arlesheim
Fon +4161 706 71 71
Fax +4161 706 71 73
www.lukasklinik.ch
kontakt@lukasklinik.ch

Ita Wegman Klinik

Pfeffinger Weg 1
CH-4144 Arlesheim
Fon +4161 705 71 11
Fax +4161 705 02 74
www.wegmanklinik.ch
info@wegmanklinik.ch

Paracelsus Spital

Bergstrasse 16
CH-8805 Richterswil
Fon +4171 787 21 21
Fax +4171 787 23 51
www.paracelsus-spital.ch
info@paracelsus-spital.ch

Deutschland

Filderklinik

Im Haberschlai 7
DE-70794 Filderstadt
Fon +49 711 77030
Fax +49 711 7703 3679
www.filderklinik.de
mail@filderklinik.de

Gemeinschaftskrankenhaus Herdecke

Gerhard-Kienle-Weg 4
DE-58313 Herdecke/Ruhr
Fon +49 2330 621
Fax +49 2330 623995
www.gemeinschaftskrankenhaus.de
kontakt@gemeinschaftskrankenhaus.de

Gemeinschaftskrankenhaus Havelhöhe

Kladower Damm 221
DE-14089 Berlin
Fon +49 30 365010
Fax +49 30 36501 444
www.havelhoehe.de
info@havelhoehe.de

Paracelsus-Krankenhaus	Burghaldenweg 60 DE-75378 Bad Liebenzell Fon +49 7052 9250 Fax +49 7052 925215 www.paracelsus-krankenhaus.de info@paracelsus-krankenhaus.de

Kliniken mit anthroposophischer Abteilung und anthroposophisch orientierte Sanatorien

Schweiz

Merian Iselin-Spital	Föhrenstrasse 2 CH-4009 Basel Fon +4161 305 12 12 Fax +4161 301 18 66 www.merianiselinspital.ch merian.iselin@mis-bs.ch
Paracelsus Klinik	CH-9062 Lustmühle Fon +4171 335 71 71 Fax +4171 335 71 00 www.paracelsus.ch info@paracelsus.ch
Regionalspital Emmental	Komplementärmedizinische Abteilung CH-3550 Langnau i.E. Fon +4134 409 22 22 Fax +4134 409 23 23 www.regionalspital-emmental.ch info@regionalspital-emmental.ch
Casa di Cura Andrea Cristoforo	Via Collinetta 25 CH-6612 Ascona Fon 091 791 18 41 Fax 091 792 27 15 www.casadicura.ch mail@casadicura.ch

Deutschland

Kreiskrankenhaus Heidenheim	Schlosshausstrasse 100 DE-89552 Heidenheim Fon +49 7321 332 502 Fax +49 7321 332 048 www.kliniken-heidenheim.de

Kliniken mit anthroposophischer Abteilung und anthroposophisch orientierte Sanatorien

Deutschland *(Fortsetzung)*

Rehabilitationsklinik Schloss Hamborn	Schloss Hamborn 85 DE-33178 Borchen/Paderborn Fon +49 5251 38860 Fax +49 5251 3886 702 www.schlosshamborn.de reha-klinik@schloss-hamborn.de
Sanatorium Haus am Stalten	Staltenweg 25 DE-79585 Steinen-Endenburg Fon +49 7629 91090 Fax +49 7629 910929 www.stalten.de haus-am-stalten@t-online.de
Asklepios Westklinikum	Suurheid 20 DE-22559 Hamburg Fon +49 40 8191 2300 Fax +49 40 8191 2303 www.asklepios.com zentrale@asklepios.com
Sanatorium Sonneneck	Kanderner Strasse 18 DE-79410 Badenweiler Fon +49 7632 7520 Fax +49 7632 752177 www.sanatorium-sonneneck.de sanatorium_sonneneck@t-online.de
Knappschaftskrankenhaus Essen	Am Deimelsberg 34a DE-45276 Essen Fon +49 201 1740 Fax +49 201 1741005 www.kliniken-essen-mitte.de info@kliniken-essen-mitte.de
Medizinisches Zentrum Lahnhöhe	Am Kurpark 1 DE-56112 Lahnstein Fon +49 2621 9150 Fax +49 2621 915516 www.lahnhoehe.de info@lahnhoehe.de

Österreich

Ita Wegman-Therapeutikum	Arbeitsgemeinschaft für Anthroposophisches Heilwesen Südtirolerstrasse 16 AT-4020 Linz Fon +43 732 661840 Fax +43 732 661815
Paracelsus-Therapeuticon für anthroposophisch ergänzte Medizin	Privatklinik Mariahilf Radetzkystrasse 35 AT-9020 Klagenfurt Fon +43 463 5885 991 Fax +43 463 5885 994 www.maria-hilf.at info@privatklinik-mariahilf.at
Ambulanz für Komplementäre Medizin bei Krebserkrankungen	Universitätsklinik für Frauenheilkunde Abteilung für Spezielle Gynäkologie Währinger Gürtel 18-20 AT-1090 Wien Fon +43 1 40400 2804 Fax +43 1 40667 4901 www.brust.cc leo.auerbach@akh-wien.ac.at

Beratungsstellen

Schweiz

Verein für Krebsforschung	Kirschweg 9 CH-4144 Arlesheim Fon +4161 706 72 72 Fax +4161 706 72 00 www.hiscia.ch sekretariat@vfk.ch
WELEDA AG *Service-Telefon* *für Fragen zur Misteltherapie:* +49 1805 935332 (Euro 0,12/min.) Mo–Fr, 9.00–16.00 Uhr	Stollenrain 11 CH-4144 Arlesheim Fon +4161 705 21 21 Fax +4161 705 23 10 www.weleda.ch info@weleda.ch
Dozentur für Anthroposophische Medizin *Die Dozentur für Anthroposophische Medizin führt am Inselspital bei stationären Krebspatienten Konsilien zur Einstellung einer zusätzlichen anthroposophischen Behandlung (Iscador-Therapie) durch und betreut Patienten auf Zuweisung auch ambulant.*	KIKOM Universität Bern Inselspital Imhoof-Pavillon CH-3010 Bern Fon +4131 632 97 58 Fax +4131 632 42 62 www.cx.unibe.ch/kikom/ peter.heusser@kikom.unibe.ch

Deutschland

WELEDA AG *Service-Telefon* *für Fragen zur Misteltherapie:* +49 1805 935332 (Euro 0,12/min.) Mo–Fr, 9.00–16.00 Uhr	Möhlerstrasse 3-5 DE-73525 Schwäbisch-Gmünd Fon +49 7171 919 0 Fax +49 7171 919 39 www.einechancemehrbeikrebs.de info@einechancemehrbeikrebs.de

Österreich

WELEDA GmbH & Co.KG *Service-Telefon* *für Fragen zur Misteltherapie:* +49 1805 935332 (Euro 0,12/min.) Mo–Fr, 9.00–16.00 Uhr	Hosnedlgasse 27 AT-1220 Wien Fon +43 1 2566060 Fax +43 1 2594204 www.weleda.at dialog@weleda.at

Patientenorientierte Vereinigungen

Schweiz

anthrosana
Verein für ein anthroposophisch erweitertes Heilwesen

Postplatz 5
CH-4144 Arlesheim
Fon +4161 701 15 14
Fax +4161 701 15 03
www.anthrosana.ch
info@anthrosana.ch

Deutschland

Gesundheit Aktiv

Johannes-Kepler-Strasse 56
DE-75374 Bad Liebenzell-Unterlengenhardt
Fon +49 7052 93010
Fax +49 7052 930110
www.gesundheitaktiv-heilkunst.de
verein@gesundheitaktiv-heilkunst.de

Österreich

Verein für ein anthroposophisches Heilwesen
Österreichische Patientenorganisation für Anthroposophische Medizin (ÖPAM)

Sonnenstrasse 2
AT-8010 Graz
Fon +43 316 3210 7210
Fax +43 316 3210 7212
www.heilwesen.at
heilwesen@anthroposophie.at

Einführende Literatur (Auswahl)

Jahresberichte	Jahresbericht des Vereins für Krebsforschung Arlesheim. Die Jahrgänge 1994 bis 2005 sind erhältlich beim Verein (auf deutsch, englisch und französisch).
Ratgeber	Krebsbehandlung und ergänzende Misteltherapie. Ein Leitfaden für Patienten und Angehörige. Herausgegeben vom Verein für Krebsforschung, Arlesheim. 2004
Bücher	
Bopp Annette	*Die Mistel – Heilpflanze in der Krebstherapie.* Rowohlt Taschenbuch Verlag, Reinbek bei Hamburg, September 2002 (3. Auflage)
Fintelmann Volker	*Krebssprechstunde – Ein Ratgeber zum Umgang mit der Zeitkrankheit.* Verlag Urachhaus, Stuttgart 1994
Glöckler Michaela, Schürholz Jürgen (Hrsg.)	*Krebsbehandlung in der anthroposophischen Medizin,* Verlag Freies Geistesleben, Stuttgart 1996
Kienle Gunver, Kiene Helmut	*Die Mistel in der Onkologie: Fakten und konzeptionelle Grundlagen.* Schattauer Verlag, Stuttgart 2004
Heiligtag Hans-Richard	*Krebs besser verstehen.* Ein Ratgeber aus der Sicht der anthroposophisch erweiterten Medizin. «aethera» im Verlag Freies Geistesleben & Urachhaus, Stuttgart 1999
LeShan Lawrence	*Diagnose Krebs.* Wendepunkt und Neubeginn. Verlag Klett-Cotta, Stuttgart 1993
LeShan Lawrence	*Psychotherapie gegen Krebs.* Verlag Klett-Cotta, Stuttgart 1976
Wagner Richard	*Brustkrebs und Iscador.* Beiträge zur Krebstherapie, Band IV, Verlag Urachhaus, Stuttgart 1999
Wagner Richard	*Krebs – den Lebensfaden wiederfinden; Psychoonkologie für Arzt und Patient.* Verlag Johannes M. Mayer & Co., Stuttgart-Berlin, 2003
Wagner Richard	*Prostatakrebs und Iscador.* Ein Klinikbegleiter und Leitfaden für Diagnostik, Operation, Nachsorge und Folgetherapie. Verlag Johannes M. Mayer & Co., Stuttgart-Berlin 2002
Wagner Richard	*Iscador M/Qu spezial – Erfahrungen und Ergebnisse.* Beiträge zur Krebstherapie, Band V, Verlag Urachhaus Stuttgart 2001

Weiterführende Literatur finden Sie unter **http://www.hiscia.ch**

Die Videos zur Iscador - Misteltherapie

- Sinnvolle Kombinationen von Iscador mit klassischen Tumortherapien
- Wie der Hausarzt dem krebskranken Patienten mit Iscador helfen kann
- Ärzte und Patienten berichten detailliert über die Therapieformen und -erfolge mit Iscador
- Möglichkeiten des Patienten, aktiv an seinem Heilungsprozess mitzuwirken

VHS, PAL, 26 Minuten
Produktion: Delphin Film Produktion, Schorndorf
Im Auftrag von: Verlag für GanzheitsMedizin, Basel, ©1998
Preis: SFr. 22.– / € 15.– plus Versandkosten

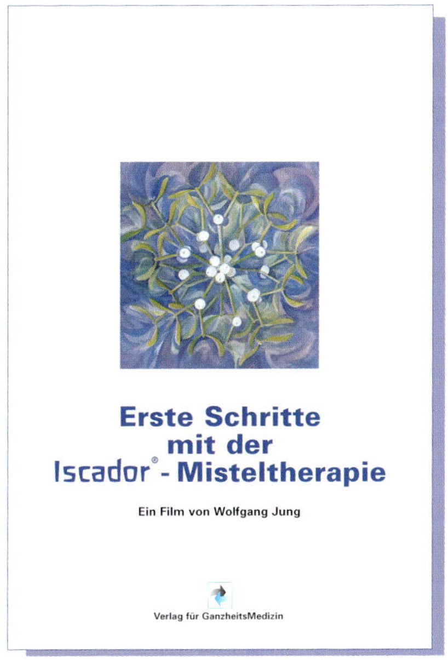

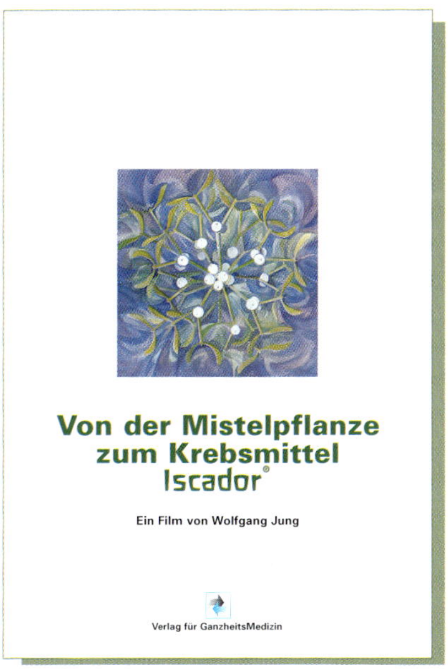

- Botanische Besonderheiten und jahreszeitliche Entwicklung der Mistelpflanze
- Wie, wo und unter welchen Bedingungen die Mistel kultiviert wird
- Bedeutung von Sommer- und Wintermistel für die Herstellung von Iscador
- Der Weg von der Ernte bis zum spezifischen Krebsmittel Iscador (Herstellungsverfahren)

VHS, PAL, 25 Minuten
Produktion: Delphin Film Produktion, Schorndorf
Im Auftrag von: Verlag für GanzheitsMedizin, Basel, ©1998
Preis: SFr. 22.– / € 15.– plus Versandkosten

Die Videos sind erhältlich bei:

Verlag für GanzheitsMedizin ■ Peter Merian-Strasse 58 ■ CH-4002 Basel ■ Telefon +41 61 272 90 09 ■ Fax +41 61 272 90 08
e-mail: becker@ganzheitsmedizin.ch ■ Internet: www.ganzheitsmedizin.ch

Verlag für GanzheitsMedizin